骨与关节疾病 外科诊疗实践

何 敏 / 主编

延吉·延边大学出版社

图书在版编目（CIP）数据

骨与关节疾病外科诊疗实践 / 何敏主编. —— 延吉：
延边大学出版社, 2023.11
ISBN 978-7-230-05999-2

Ⅰ.①骨… Ⅱ.①何… Ⅲ.①骨疾病 – 诊疗②关节疾
病 – 诊疗 Ⅳ.①R68

中国国家版本馆CIP数据核字(2023)第228867号

骨与关节疾病外科诊疗实践

主　　编：何　敏
责任编辑：郑明昱
封面设计：文合文化
出版发行：延边大学出版社
社　　址：吉林省延吉市公园路977号　　　　邮　编：133002
网　　址：http://www.ydcbs.com　　　　E-mail:ydcbs@ydcbs.com
电　　话：0433-2732435　　　　传　真：0433-2732434
印　　刷：三河市嵩川印刷有限公司
开　　本：787毫米×1092毫米　1/16
印　　张：13
字　　数：223千字
版　　次：2023年11月第1版
印　　次：2024年1月第1次印刷
书　　号：ISBN 978-7-230-05999-2

定　　价：98.00元

编　委　会

前　言

　　骨与关节外科学是研究运动系统伤病的科学。它内容丰富，涉及面非常广，近年来发展迅速，成果辉煌。为了总结我国近年来骨科专业取得的丰富临床经验和科研成果，反应现代骨科学理论的最新进展，我们组织了一批富有经验的骨科专家，根据各自特长，编写了这部实用价值较高的骨科学著作。

　　本书首先介绍了开放性骨折的处理方法，然后重点阐述了各类骨科常见病、多发病的发病机制、临床特点、诊断依据、鉴别诊断及治疗手段，最后详细介绍了骨关节置换术的操作方法。依据临床实践经验对诊疗过程中可能出现的问题加以强调，资料新颖，图文并茂，简明扼要，科学实用，可供骨外科医生与相关学科临床医务人员参考使用。

　　本书在编写过程中参阅了相关专业的书籍，但由于编者较多，文笔不一，加之时间和篇幅有限，虽尽力而为，但不妥与错误之处在所难免，望广大读者批评指正，谢谢！

编　者
2023 年 7 月

目　录

第一章　开放性骨折

第一节　清创

清创是指清洁伤口或创面的污染物，去除受污染和失活的组织。实施彻底的清创可以避免污染的进一步蔓延，减轻炎性反应和对周围组织的进一步损害，缩短术后抗生素的使用时间，为骨折固定、创面覆盖等进一步处理创造条件。正确实施清创术是开放性骨折早期处理的关键，是决定最终疗效的重要因素。

一、清创时机

开放性骨折早期，细菌停留在伤口表面，尚未侵入组织深部，这时应尽早进行清创手术。伤后6~8小时内是进行清创术的黄金时间。但在临床工作中，部分患者就诊时，受伤时间已经超过6~8小时；还有部分损伤严重的患者，伤口周围组织形成潜行分离，所形成的空腔加上外力作用于肢体时产生的虹吸作用，使得细菌进入伤口深处。对于这些患者，一次清创往往不能完全清除所有的坏死和失活组织，需要在24~48小时后对创面进行再次评估。如有必要，可进行多次行清创术，直至清除所有坏死组织，使创面新鲜、清洁，可以接受皮瓣或游离植皮。负压封闭引流（Vacuum - Assisted Closure，VAC）装置目前已应用于临床，减少了多次换药对创面的刺激，缩小了修复创面所需的皮瓣面积，促进创面生长。

二、清创步骤

为达到彻底清创的目的，必须遵循一定的清创顺序，按受伤部位的解剖层次和特点，正确选择清创起始部位，逐步扩大清创范围，由浅入深、细致轻柔操作。已经清创的区域要用无菌敷料覆盖保护，注意不可遗漏未清创的组织。

清创时要间断冲洗，防止组织干燥。清创术的主要步骤如下：

（一）止血带的使用

部分学者建议清创时不使用止血带，以辨认组织活力和防止组织缺氧。如果急救处理时已上止血带，应在术前做好充分准备，然后将其放松，使伤肢及早恢复血供，便于观察组织失活情况。但在临床工作中，四肢开放性骨折大多使用止血带，它可以控制出血，使创面清晰，有利于手术操作。

（二）刷洗

刷洗可以初步达到清理创面的目的，是清创术中的必要步骤。麻醉成功后，要严格按无菌要求，利用毛刷和肥皂水彻底清洗伤肢和创面四周健康皮肤上的污垢、尘土和异物。可用等渗盐水或 1：1 000 新苯扎氯铵溶液冲洗。如有油垢，可用乙醚脱去油垢。避免冲洗液流入创面，加重污染。

（三）异物及组织碎片

创口内的异物、组织碎片、血凝块等，应彻底清除。但异物如铁片、子弹等无机物质，投射部位深，不在创面表层，可暂不取出，留待二期处理。清创后应仔细止血，以免形成血肿。清创手术结束后，应用 1：1 000～2 000 的新苯扎氯铵溶液浸泡创面，然后用大量无菌生理盐水冲洗创腔，彻底清洗血凝块、组织残渣和微小的异物。近年来很多手术采用脉冲水流冲击法，清创效果较持续水流冲洗法高出 2 倍左右，冲洗后组织反应减少，细菌数量少。

（四）皮肤和筋膜

多数情况下，开放性骨折局部创面的形状是不规则的，会形成各种各样的组织瓣。在切除被污染的皮肤及皮下组织前，医生应考虑伤口的部位、污染程度、皮肤剥脱和缺损范围等情况，对清创有一个总体规划。如需扩创，则应沿肢体纵轴扩大皮肤伤口，清除足够宽度的严重挫伤的皮肤，切除范围应到血运正常皮肤边缘 1～2mm。尽量保留健康的皮肤，特别是组织覆盖少的部位或者功能部位，如胫前、手和足的皮肤，要尽可能少去除。对于大面积的皮肤剥脱伤，应进行反取皮植皮术，植于清创后的创面上。彻底清除坏死、损伤或污染严重的筋膜。切开筋膜，可预防骨筋膜室综合征的发生，对于易发本病的部位，应常规进行。

（五）肌肉和肌腱

肌肉富含水分，易受冲击波的伤害。坏死的肌肉是细菌最好的培养基，如不彻底清除，极易加剧感染。通常采用4C（color：颜色；contractility：收缩性；consistency：张力；capacity to bleed：出血状态）标准来判断肌肉的活力。肌肉有活力时，色泽鲜红，切割时创面渗血，钳夹时有收缩，肌肉有一定韧性。无生机的肌肉，色泽暗红无张力，切割时不出血，钳夹时不收缩，应予以清除。肌肉清创要彻底，直至有活动性渗血为止，以防厌氧菌感染。失去生机的肌腱，要予以切除，肌腱对功能的恢复至关重要，应尽可能保留。如为整齐的肌腱切割伤，应予以一期缝合。

（六）骨和关节

所有游离的皮质骨片都是死骨，原则上都应该予以清除，但影响肢体长度、对线和关节完整性的大骨折片，应予以保留。小的松质骨骨块可用来植骨。与软组织相连的骨块，有可能获得血供，不应去除。涉及关节的损伤，原则上应对关节腔进行探查。如伤口较大，可直接打开关节腔进行清创术；如伤口较小，可用关节镜探查受累的关节腔。

（七）血管和神经

清创时，应根据受损血管的重要程度和受损程度选择修复方式。血管损伤程度可按张英泽等提出的血管损伤编码系统进行评估。对于不影响患肢和重要组织血供的小血管，清创后可不吻合，仅作结扎止血处理；如为重要血管损伤，清创后首先固定骨折，然后应在无张力下一期缝合修复，必要时应用自体血管移植。

如果血管缺损较少，可通过游离断端直接将其缝合。血管缺损较大，无法直接吻合有以下两种情况：关节附近血管损伤，可通过改变关节位置吻合；如果改变关节位置后仍然无法直接吻合，为保证无张力吻合，应行血管移植。如缺损动脉的直径小于5mm，应用自体血管移植；当缺损动脉的直径大于6～8mm时，以人造血管移植为佳。如果主干动、静脉同时损伤，断端不整，应采用血管移植修复，多用自体大隐静脉移植修复受损动脉，同时用人造血管修复静脉主干的缺损。血管修复后应以软组织覆盖，消灭周围生理无效腔，防止

·3·

感染。

神经干损伤，清创彻底后一期修复。但如有缺损或断端回缩不易吻合，清创时不可单纯为了探查神经进行广泛暴露，可将其标记，留待二期处理，局部情况允许时最好作一期移植。

（八）骨折断端

污染明显的皮质骨骨折端，用刀片刮除或清洗即可达到清创要求，因为一般皮质污染深度不会超过 0.5~1mm，骨松质和骨髓腔至多渗透1cm。骨髓腔内如有污染可用刮匙伸入髓腔1~2cm将其刮除。完全游离的小骨片可以清除，但有骨膜相连的小骨片和较大的游离骨片应保留，以免发生骨缺损，造成骨不连。如确实已有骨缺损，清创比较彻底，可予以一期植骨和内固定治疗。

（九）负压封闭引流（Vacuum - Assisted Closure，VAC）

负压封闭引流是德国医生弗莱施曼于1992年发明的一种治疗急、慢性创伤创面的新技术。负压能够保证引流的及时性和通畅性，使伤口处于相对洁净、封闭的环境，同时也有利于创面肉芽组织生长。国外近20年的临床应用证实它在复杂创面的治疗上具有很多优势，但在国内的应用尚未普及。

适应证：大面积软组织缺损后的创面、创腔；骨筋膜室综合征切开减压术后；开放性骨折伴有软组织缺损，难以一期闭合创面者；急慢性骨髓炎需开窗引流者；骶尾部压疮等。

禁忌证：创面有神经血管或内脏器官直接暴露者；有出血倾向的患者；伴有活动性出血的伤口。

注意事项：① 早期彻底清创依然是最重要的环节，VAC 只有在彻底清创的前提下，才能有效发挥作用。② 应用 VAC 覆盖的创面处于相对隔离状态，有利于厌氧菌繁殖生长，应常规行抗厌氧菌治疗。③ 根据每天 VAC 中吸出渗出物的量，调整患者的液体入量，维持水、电解质平衡和氮平衡（渗出物中蛋白质含量往往很高）。④ 经常观察伤口情况，及时处理意外情况。例如：医用泡沫膨胀，提示装置已经漏气。⑤ 2~3 天后根据创面情况决定是否拆除或更换，如果创面条件允许，及早进行植皮、皮瓣转移等 Ⅱ 期处理。VAC 使用时间超过7 天，创面容易出现感染和出血等并发症。⑥ 感染伤口是否应用 VAC 的问题，目前还存在争议，我们倾向于不对感染患者应用 VAC。

十、截肢问题

截肢会对患者的心理和身体造成巨大的伤害，严重影响其身心健康和生活质量。救治创伤时，如果能较好地重建肢体功能，应尽量予以保全肢体。但是对于肢体严重毁损伤，如果不能及时将毁损肢体彻底去除，就会引起严重的毒血症，造成机体内环境的紊乱：如心肌损伤、DIC、高钾血症等，可引起猝死和严重的呼吸循环并发症。所以对严重受损肢体进行周密评估后，及时决定是保肢治疗还是截肢治疗是非常重要的。一般认为，高温下缺血时间超过 6 小时或者胫后神经断裂是截肢的绝对指征。其他严重损伤，相关文献表明，对于 Gustilo ⅢB 和ⅢC 型骨折，在术后疼痛、长期生活质量以及患肢功能方面，保肢治疗并不优于截肢治疗。应用肢体损伤评分系统（mangled extremity score，MESS）（如表 1 – 1 所示）有助于对开放性骨折损伤严重程度作出正确判断，当评分高于 7 分，建议行截肢治疗。

表 1 – 1　肢体损伤评分（mangled extremity score，MESS）

肢体损伤评分（mangled extremity score，MESS）	评分
骨与软组织损伤	
低能量损伤（戳伤/刺伤，简单骨折，手枪所致的火器伤）	1
中等能量损伤（开放性骨折或多发骨折，脱位）	2
高能量损伤（高速交通事故或高速枪伤）	3
极高能量损伤（高速创伤和明显污染）	4
肢体缺血	
动脉搏动减弱或消失，无缺血体征	1
无动脉搏动，感觉缺失，毛细血管充盈延迟	2
无动脉搏动，发凉，瘫痪，麻木	3
休克	
收缩压 >90mmHg	0
短暂低血压	1
长时间低血压	2
年龄	
<30 岁	0
30 ~ 50 岁	1

肢体损伤评分（mangled extremity score，MESS）	评分
>50 岁	2
缺血时间超过 6 小时评分加倍	

第二节　开放性骨折的有效固定

一、开放性骨折的固定原则

对开放性骨折进行有效固定，可以同时稳定周围软组织、神经、血管等结构，避免感染的进一步扩散，减轻骨折断端对创面和周围神经血管的进一步损伤，有利于保护血运和促进患肢的静脉回流，减轻创面水肿和促进患肢的功能恢复。正确选择固定方式是治疗开放性骨折的一个重要环节。

选择对开放性骨折的最佳固定方式，应根据创面的损伤和清创情况、骨折的部位和类型、软组织的血运和覆盖程度、有无血管和神经等合并伤综合考虑。比如：对于 Gustilo Ⅲ 型开放性骨折患者，患者全身情况差和（或）局部损伤情况严重，不允许一期彻底清创。此时应选择简单的固定方式：加外固定架，待其生命体征平稳后再对创面进一步处理。对于关节周围血管挫灭伤的 Gustilo Ⅲ C 型患者，为了吻合血管，重建血运和挽救肢体，往往需要选用可以把伤肢固定在特定位置的固定方式，这时倾向于选用髋关节的外固定架来解决骨折的固定问题。某些特定致伤原因，如海水浸泡、伴有周围软组织烧伤的创面、严重挫伤的创面，尚不能很好地估计周围组织是否会进行性损伤和坏死时，不宜选用内固定。上肢软组织丰富，常可覆盖内固定物，如果清创彻底，可以选择内固定进行固定。而胫骨骨折，因其软组织覆盖少，如果是 Gustilo Ⅱ 型以上的开放性骨折，避免选用接骨板固定。

骨折固定方式的选择，必须建立在正确处理创面的基础上，同时结合具体伤情决定。对开放性骨折的有效固定应考虑三点：① 有效稳定骨折断端，恢复骨骼的连续性和正常力线，防止创面及骨折断端的进一步损伤。② 便于进行创面处理。③ 有利于进行早期康复锻炼。多数学者根据患者伤情选择固定方式：Gustilo Ⅰ度开放性骨折，最好采用接骨板或髓内钉等简单稳定的固定方式，如果情况允许，交锁髓内钉内固定为首选；Gustilo Ⅱ度开放性骨折则视软组织损伤和创面处理的情况而定，如软组织条件好，创面清洁，可选用内固定，且以髓内固定为好，反之则应用外固定架；对骨折部位或关节周围软组织损伤严重的 Gustilo Ⅲ度开放性骨折，应首选外固定支架固定。有时，也可采取其他可靠的外固定方式（牵引或石膏固定）固定骨折，以暂时稳定关节和骨折端，促进软组织和关节功能的恢复。待创伤局部条件改善后，择期行进一步手术，更换永久的固定方式。

二、开放性骨折常用固定方法

开放性骨折常用的固定方法有以下几种：

（一）石膏固定

石膏固定是常用的外固定方式的一种，但存在以下缺点：① 无法稳定地固定骨折断端。② 透气性差，敷料覆盖层次多，对伤口愈合和换药不利。③ 固定肢体范围较大，不利于患肢早期功能活动。所以，石膏固定目前很少单独长期应用，仅作如下用途：① 暂时固定 Gastilo Ⅰ、Ⅱ型开放性骨折。② 其他固定方式的辅助方式。③ 某些小儿骨折，不宜采取其他固定方式的情况。应用时，应在开放伤口处开窗，以利于换药。在开放性骨折早期，尽量避免管型石膏固定。

（二）骨牵引加小夹板外固定

采取本方法固定骨折断端时，伤口换药困难，不能有效固定骨折断端，牺牲上下关节活动和肌肉的活动，以换取骨折断端的暂时稳定，固定时间长，不能进行早期功能锻炼，往往导致关节强直、肌肉萎缩等骨折远期并发症。所以，本方法仅适用开放性骨折治疗过程中的临时固定，待局部软组织条件改善后，更改为其他的内固定方式。

（三）接骨板内固定

接骨板内固定可以稳定骨折断端，可用于 Gustilo Ⅰ型、Ⅱ型开放性骨折。

应用接骨板固定时，应注意做无张力闭合伤口，不闭合深筋膜，避免骨筋膜间室综合征的发生。但是应用接骨板固定时要进行广泛骨膜剥离，有时需要在伤口附近作较大皮肤切口，这样会对骨折周围血运和软组织造成进一步的破坏，影响骨折的愈合。而且接骨板占据容积大，易引起皮肤坏死、创面感染、接骨板外露，甚至导致骨折片血供障碍、骨折延迟或不愈合。如果必须采用接骨板固定，为获得足够的覆盖和减少对骨膜和周围组织的进一步损伤，其固定位置不一定选择生物力学效果最佳的位置，尽量在进行彻底清创后，从创口植入。

（四）髓内钉内固定

髓内钉内固定分为扩髓和不扩髓两大类。传统理论认为使用髓内钉最大的弊端在于：一旦感染，易沿髓腔扩散，并导致骨髓炎，后果极为严重。但是近年来，大量文献和研究表明：与外固定架固定相比，髓内钉并不会增加深部感染和骨不连的概率，反而降低了再手术率。也有专家认为，对于 Gustilo Ⅲ 型开放性骨折，立即行扩髓髓内钉内固定，会增加细菌感染性并发症的风险。在多发性创伤患者中，使用扩髓髓内钉固定会增加肺部并发症的风险。对于接近关节部位的骨折和儿童骨折，不宜采用髓内钉固定。

（五）单纯外固定架固定

对于开放性粉碎骨折，如果内固定技术不能使骨折断端获得良好的接触和复位、稳固的固定，可酌情考虑进行外固定。外固定架可提供快速、简便的固定，恢复肢体的正常力线和大致形态，尤其适用于骨盆骨折开放型损伤，可以迅速缩小骨盆容积，提供稳定的固定，并可提供超关节的固定，可把关节固定于某一特定位置，这一点是内固定不能实现的。外固定架的另一个特点是以简单的固定预防某些畸形的发生。如对于胫腓骨开放性骨折常发生外伤性足下垂，河北医科大学第三医院首创了胫跖弹性骨牵引法，并使之得到了有效的治疗和预防。但应用外固定架固定骨折，骨碎片有时不能复位，骨折对位欠佳，且外固定支架生物力学性能较差，抗拒骨折断端之间剪切力的能力较差，影响骨折愈合，而且也存在钉道感染和骨折不愈合的风险。为了弥补以上不足，可用拉力螺钉配合外固定架使用。

第三节　开放性骨折感染的早期处理

一、早期诊断

对于开放性骨折的患者，术后要密切观察伤口情况，早发现感染征象，早处理，把风险控制到最低。

（一）临床表现

伤口的浅表感染，具有红、肿、热、痛的典型症状，观察起来比较容易。而深部感染一般没有炎性浸润期的临床表现，往往难以察觉。此时患者通常有不适感，并有倦怠、厌食、体温升高、心动过速等症状，这些症状对早期诊断具有一定的提示作用。另外，深部感染的患者，其往往持续存在患肢肿胀，且被动活动肢体时疼痛明显，有时可触及深部压痛，此时在 B 超引导下穿刺抽取脓液送检，有利于早期诊断。

（二）实验室检查

白细胞计数、C 反应蛋白和红细胞沉降率的上升，往往是早期感染的症状。在最初的 48 小时内，红细胞沉降率维持在正常水平，或升高到 100mm/h，并在接下来的几周内持续上升，但它是一个非特异性的指标，需和 C 反应蛋白结合起来判断感染情况，如果两者同时出现阴性结果，一般可排除早期感染的诊断。有学者研究发现，红细胞沉降率和 C 反应蛋白在预测感染方面的敏感性较差，作为常规的筛查手段是不合适的，而其特异性很高，可作为观察治疗效果的指标。一般来讲，如果患者没有提示感染的症状，血培养的诊断价值不大。另一项研究发现当出现菌血症或败血症时，血培养的阳性率在 50% ～75% 之间。凝固酶阴性葡萄球菌作为一种常见的污染菌和致病菌，其血培养阳性并不能证实感染的存在，需要结合其他检查结果和患者的临床症状做出判断。需要注意的是，机体功能低下的患者，其白细胞往往不会增高，甚至会降低。

（三）放射学检查

早期感染的患者，其 X 线片表现一般是正常的。感染的典型影像学征象，如骨小梁疏松、模糊、骨皮质吸收等，往往出现在急性感染后 10 天左右，对早期诊断的意义不大。研究发现，在临床确诊骨髓炎的患者中，有 5% 的患者在感染初期即发现 X 线片异常，33% 的患者感染一周时发现 X 线片异常，90% 的患者在感染 4 周时发现 X 线片异常。

（四）骨扫描

骨扫描指将具有趋骨性的放射性核素通过静脉注入体内，通过观察其在体内的代谢过程来反映骨组织的代谢和病变范围，在诊断早期感染方面具有一定的价值。在骨扫描中最常用的核素为 99mTc，其半衰期为 6 小时，静脉注射后优先与代谢活跃的骨组织结合，一般 2～4 小时后可获得骨成像，注射后即可在特异区域获取动态成像（第一相血流相，第二相血池相），在注射后 3 小时左右可获取延迟相，也就是第三相。骨髓炎患者局部血流量增加，三相都表现为热区，且第三相中有局灶性摄取。

（五）核磁共振（MRI）检查

MRI 具有良好的软组织分辨率，可发现早期的骨水肿，并能区分感染的骨组织和其附近的软组织结构，具有良好的早期诊断价值。一旦发生骨髓炎，炎症反应会促使骨髓中的含水量增多，这种水肿表现为 MRI 的 T1 加权相信号减弱，而 T2 加权相信号增强。但这种信号改变没有特异性，在骨折患者中可以出现，而且开放性骨折患者应用的金属固定物也会不同程度地影响检查结果，这些都影响了其临床应用。另一方面，MRI 的费用较高，不易推广。

（六）CT 检查

在感染的早期诊断方面，CT 检查的作用不大。目前，它常被用来评估慢性骨髓炎患者皮质骨受侵袭的程度。

综上所述，尽管各种高科技检查方法层出不穷，但在开放性骨折感染的早期诊断方面，对患者临床症状的仔细观察，以及 B 超引导下对脓性渗出物的穿刺和送检仍然是最简单有效的办法。

二、早期治疗

（一）取出内固定物，更换为外固定

开放性骨折内固定术后一旦发生感染，内固定物就会成为细菌繁殖和隐蔽

的场所，此时即便全身应用抗生素的浓度再大，内固定物周围也达不到足够的杀菌浓度。因此，取出内固定物，更换为外固定，以维持骨折的稳定性往往是治疗感染的关键步骤。外固定维持骨折的稳定有利于控制感染。需要指出的是，对于皮缘坏死造成的浅表感染，骨折外露，但感染尚未侵及内固定物的情况，可在清创、换药处理至创面肉芽新鲜后，行转移皮瓣术，而不需要取出内固定物。

（二）充分引流

充分引流是治疗外科感染的重要手段，也适用于开放性骨折感染的早期治疗。对于缝合的伤口，应将缝线部分或者全部拆除，以利于引流；对于深部的感染以及伤口较小引流不充分者，可采用 B 超等辅助检查，以确定脓肿的部位、大小和深度，然后结合患肢的体位设计引流通道。通畅充分的引流会保证感染不向周围组织扩散，有利于早期控制。

（三）抗生素溶液局部冲洗

对于感染的腔隙，采用抗菌溶液冲洗的办法。此办法具有清洗和杀菌的双重作用，尤其适用于开放性骨折侵袭到关节内的患者。

（四）全身使用抗生素

在细菌培养和药敏实验的指导下，全身应用抗生素可以起到一定的治疗效果。

（五）支持疗法

指导患者饮食，治疗贫血和低蛋白血症，增强机体的内在抵抗力。另外，多次少量输入新鲜血液也能起到很好的抗感染作用。

第二章 手外伤

第一节 血管损伤

一、概述

(一) 分类

一般依据血管壁受损情况及病理解剖特点而将其分为以下五种 (图2-1)。

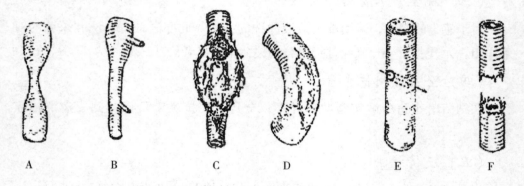

图2-1 血管损伤

A、B. 痉挛；C. 挫伤；D. 部分断裂；E. 贯通伤；F. 完全断裂

1. 血管完全断裂

血管完全断裂为血管损伤最严重的一种情况，尤其是大动脉断裂，人会因喷射状出血而立即断命或出现失血性休克。

2. 血管不全性断裂

血管壁撕裂的程度及状态不同，临床表现也不同。创口小伴有血管痉挛、不全性断裂者，失血量一般较少；而裂口持续开放状者，其出血量则明显多于前者，尤其是大动脉受损者。

3. 血管壁挫伤

血管外膜及中层均有弹性，因而受损机会相对较少，而内膜则易因牵拉、挤压或直接撞击而引起破裂，以致出现血管痉挛及形成血栓，亦易继发动脉瘤（外伤性）及血栓脱落，造成远端末梢血管受阻。

4. 血管痉挛

除血管壁损伤外，在血管周围（主要动脉）有骨折片、锐性异物或各种物理因素等均可引起血管痉挛，这主要是由于血管壁上交感神经受刺激，从而引起防御性反射。如痉挛持续数小时以上，则有可能引起血流中断及血栓形成，严重者可出现整个肢体动脉痉挛而导致肢体坏死。

5. 外伤性假性动脉瘤及外伤性动静脉瘘

此两者实际上是血管损伤的并发症或后遗症，以及由此引起的一系列不良后果，使治疗复杂化，尤其是手术操作难度较大。

（二）治疗原则

1. 探查手术适应证

有以下情况之一者均应实施手术探查。

（1）伤肢远端异常表现

如出现动脉搏动消失，皮肤苍白、麻木，肌肉瘫痪或屈曲挛缩等缺血症状者，表明动脉受损，或动、静脉同时受损。如肢体出现进行性肿胀，并伴有远端动脉搏动较弱及血液回流障碍征象者，则应怀疑为静脉受损，亦应酌情探查。

（2）创口反复出血

指创口不断有鲜血涌出，表明有动脉受损。

（3）骨折已整复而缺血症状不消除

在临床上亦较多见，应及早手术探查。

2. 术中注意点

（1）探查血管，明确损伤性质

对开放血管伤，在进行清创术的同时查明其受损程度、范围，并根据损伤范围和程度决定修补、吻合或血管移植。只有在条件十分困难或患者垂危无法施行血管修复时，才进行动脉结扎术，但不结扎伴行静脉。

（2）闭合动脉伤及内膜撕裂

闭合动脉伤及内膜撕裂最为常见，要区分其与动脉痉挛，可用液压扩张法。已明确动脉腔内有梗阻时，应切开动脉探查并彻底清除血栓；病变范围超过5cm者，宜切除损伤部分，重新吻合或做自体静脉移植。

（3）及早减压

肢体肿胀压迫血管和肌肉时，表明筋膜间隔压力过高，要做筋膜切开减压术。

（4）缝合血管

在彻底清创的前提下，用0.1%肝素生理盐水将管腔凝块冲洗干净，断端外膜剪除2～5mm。操作应细致，血管不要扭转，不应有张力。大口径血管吻合多用三定点连续缝合法，中小口径血管宜用两定点间断缝合法。之后，酌情进行血管端–端吻合，或采取端–侧吻合，亦可选用各种血管套管套接，有缺损时可行血管移植。缝合的血管周围应有健康的软组织覆盖。

（5）必要的预防措施

对某些病例，为防止血管吻合后发生筋膜间隔综合征，可在术中酌情行肢体减张术或筋膜切开术。

3. 术后处理

（1）注意防治并发症

包括血容量不足、急性肾功能衰竭、血液循环障碍、感染和继发性出血等，均应积极防治。

（2）肢体处理

为防止血管张力过大，应采用石膏固定伤肢，使血管处于松弛位，并于5～6周开始练习活动。

（3）术后用药

同断肢再植。

（三）诊断与鉴别诊断

血管开放性损伤易于诊断，血管闭合性及损伤后已形成血管扩张（瘤）及动静脉瘘者，在诊断时须加以辨别。其诊断主要依据如下：

1. 外伤史

除锐性致伤物直接刺伤血管本身或邻近组织者外，应考虑到肢体骨折后，断端将伴行血管压迫刺伤及嵌顿的二次损伤（或称骨折后继发伤）的情况，此多见于肱骨干上、肱骨髁上、股骨髁上及腘窝处。因此，这些部位骨折的更应注意检查、密切观察肢体远端的血管搏动状态及其变化。

2. 临床表现

受损部位及伤情不同，其临床症状差异也不同，现仅列举共性表现。

（1）超常量出血

任何开放性损伤，尤其是开放性骨关节损伤均有程度不同的出血，但如果有鲜血从创口内涌出，或随肢体位置变动而出血量剧增，则表明血管干（支）损伤的可能性极大。肢体剧烈肿胀主要是闭合性损伤，如损伤局部呈现进行性肿胀，则表明该处有血管破裂的可能，应做进一步检查。如发现伴有搏动性血肿则更有利于诊断。肢体远端动脉搏动消失（或减弱）为动脉血管损伤最主要的症状，应按常规放在首位检查，切不可遗漏。肢体动脉缺血症状急性期主要表现为疼痛（以肢体末端为剧）、皮肤苍白、发冷及动脉搏动消失或减弱。疼痛症状出现最早，主要是因为末梢神经支对缺血的反应。皮肤苍白及发冷均为动脉缺血性改变的表现。肢体远端动脉搏动减弱或消失，应立即检查及随时观察，并应与健侧对比。上肢检查桡动脉，下肢则检查足背动脉。此外，肢体远端麻木，活动障碍及其他症状均相继出现。

（2）全身情况

多较危重，尤其是血管开放性损伤及肢体有搏动性血肿者，会出现不同程度的休克体征，应及时抢救和密切观察。

（四）辅助检查

1. 血管造影

主要用于对血管病理状态的判定，但在血管损伤情况下，其假阳性率及假阴性率高达40%～50%，加之其本身并发症亦高，因此在选择时应全面考虑。

2. 其他检查

其他检查包括数字减影技术等，项目较多，且多用于慢性病例，而急性血管损伤则难以进行。对肢体远端损伤的患者，通常采用多普勒进行观测，此种无损伤技术有助于对进行性血管损害的转归进行判定。超声波检查主要用于对假性动脉瘤的判定。

对初步判定血管损伤而又无法最后确诊者，则需通过手术探查，即在手术显露受损血管后加以确诊。此种情况多见于闭合性损伤。

（五）治疗

对已损伤的血管一般按下述步骤进行治疗。

1. 清创术

致伤原因不同，创面的污染程度不同，实施清创术的程度也不同。严重污染者应先行较为彻底的清创术，清除异物、坏死组织及凝血块等，但应尽量保留血管长度，待修补时再做进一步的判断。对锐性伤仅做稍许清创处理即可。

2. 检查血管状态

在血管床完好，或已处理过血管床后，应在控制血流的前提下（一般用无损伤性血管夹阻断血流），对受损血管进行仔细检查，除了外膜，重点是通过注水试验来判定血管内膜及弹力层状态，并较仔细、轻柔地取出血管腔内的凝血块（栓）。

3. 修剪血管断端

对已确认血管内膜及弹力层受损的残端，原则上应行切除，并超过肉眼外观，正常 2～3mm 为宜。

4. 受损血管的修复与重建

根据全身与局部情况，尤其是根据血管状态、有无缺损、缺损长度及肢体可提供的血管舒张度，选择相应的血管重建与修复技术，常用的如下：

（1）端 - 端吻合

主要用于清创术及血管修剪后缺损在 1.5～2cm 者；因肢体屈曲，血管相对延长者，血管修剪后缺损长度在 4～6cm 范围内的。

（2）端 - 侧吻合

亦较多用。

（3）补片吻合

对一端口径明显为小者，可切取相应大小的静脉壁纵向插至口径较小的一端，使其易于与口径较大之一侧做端 - 端或端 - 侧吻合。

（4）血管移植

对血管缺损较多的病例，可选用自体静脉（多用大隐静脉及头静脉）移植，但应注意静脉瓣的方向。

（5）其他

包括人造血管移植术、血管结扎术等，均可酌情选用，但应以有利于救命及挽救肢体成活为前提。

二、锁骨下动脉损伤

左锁骨下动脉起自主动脉弓，右锁骨下动脉则起自无名动脉，其经胸锁关节下方，至第1肋外侧缘移行至腋动脉。其分支主要有椎动脉、胸廓内动脉和甲状颈干支，受胸廓及胸锁关节的保护，一般情况下不易受损，但一旦遭受强烈暴力或继发于肩锁部损伤之后，因邻近心脏，易发生大出血而危及生命，或后期出现假性动脉瘤及锁骨下动、静脉瘘。

（一）临床表现

视具体伤情而定，锁骨下动脉断裂者大多现场死亡，而一般刺伤或挫伤，则可因局部血管痉挛而使肢体远端出现缺血性症状，以及桡动脉搏动减弱或消失。

（二）诊断

1. 病因

较重的暴力作用于肩部。

2. 临床表现

患肢出现缺血症状，以及桡动脉搏动减弱或消失。

3. X线片

可显示锁骨、肩锁关节或第1肋骨骨折征。

4. 动脉造影

可以帮助确诊锁骨下动脉断裂位置及决定实施手术的锁骨下动脉节段。

（三）治疗

非手术疗法无效或危及生命安全时应设法及早手术，一般以直接缝合修复为主。如受损节段较长，可将其切除后做端－端吻合，亦可取大隐静脉一段或是人造血管与其吻合。个别病例情况紧急或具体情况不允许吻合时，亦可予以结扎，但结扎前务必用手压法将该动脉先行阻断，以观察侧支循环情况。对伴行的锁骨下静脉损伤，应力求恢复其通畅，以防引起上肢回流障碍。

（四）预后

一般良好，但伴有臂丛神经损伤者预后较差。

三、腋动脉损伤

动脉上接锁骨下动脉（在第 1 肋骨外侧缘），于大圆肌下缘与肱动脉相延续。起因多为上肢强烈外展，或肩关节脱位撞击腋动脉，或直接暴力损伤，包括肱骨上端骨折缘的刺伤等。因腋静脉与腋动脉伴行，易同时受累。

（一）临床表现

临床表现除局部刺伤所致症状外，肢体远端的症状与锁骨下动脉损伤基本一致。

诊断一般无困难，必要时可经股动脉逆行插管造影，或采取静脉造影，以推断腋动脉情况。

（二）治疗

腋动脉损伤的治疗与前述血管损伤基本原则及方法一致。对伴行的腋静脉损伤亦持积极态度。

（三）预后

除伴有神经损伤者外，一般预后较好。但对血管阻塞者，必须坚持尽可能地行腋动脉及腋静脉重建术，这样可使截肢率降至2%以下。而腋动脉结扎的截肢率高达40%左右，因此对受累的腋动脉应尽全力修复或行血管移植（包括人造血管的应用），切勿任意结扎。

四、肱动脉损伤

肱动脉上接腋动脉（大圆肌下缘），下方止于肘窝下 2.5cm 处；再向下则分成尺动脉及桡动脉两支。其损伤率高，除枪伤及弹片伤外，肱骨干及肱骨髁上骨折是平时其受损的常见原因。在肱骨中段易伴有桡神经及正中神经损伤，在髁上部则多伴有正中神经受累，总的伴发率可达60%～70%。

（一）临床表现

肱动脉损伤具有血管损伤的基本症状，对各动脉段应注意以下特点

1. 肱动脉下段损伤

临床上最为多见，多发于儿童。肱骨髁上骨折时，会引起前臂及手部肌群的缺血性挛缩，被称为缺血性挛缩（Volkmann挛缩），严重可致残。

2. 肱动脉中段损伤

除多见于肱骨干骨折外，经肱动脉穿入导管及经皮穿刺等亦可继发引起血栓形成，以致前臂及手部出现同样后果。在这种情况下，正中神经易出现功能障碍。

3. 肱动脉上段损伤

肱动脉上段损伤较前两者少见，由于肩关节血管网的侧支较丰富，因此一旦阻塞，其对肢体血供的影响较前两者轻。

（二）诊断与鉴别诊断

按照前述血管损伤诊断要点，肱动脉损伤诊断的关键是尽早确诊，尤其是肱骨髁上骨折合并血管损伤或是肱动脉中段有损伤可疑者。一旦肱动脉完全受阻，肘关节网就会血供不足，就会有前臂以远肌群缺血性坏死的危险。为了避免永久性残疾，应运用各种检查手段（手术切开检查等可避免这一严重后果）。

（三）治疗

治疗的首要要求：立即消除致伤原因。

1. 注意事项

对移位的肱骨髁上骨折或其他部位骨折，应立即复位，一般采取手法复位加克氏针骨牵引术，并对比操作前后桡动脉搏动的变化情况。

2. 做好术前准备

因肱动脉损伤后果严重，争取时间是获得最佳疗效的首要条件。在此前提下，临床医师不仅要采取各种有效措施，还应做好手术探查及治疗的准备工作，

以将出现并发症的风险降低到最低。手术期间应保持血流通畅。

3. 手术要彻底

由于肱动脉对远端血供具有重要作用，手术一定要彻底，对受损的血管，尤其是内膜或弹力层受累者，需要移植大隐静脉或其他血管时应当机立断，并注意血管吻合，以保证血管的通畅。

4. 兼顾骨折的处理

肱动脉损伤大多为相应节段肱骨骨折所致，为避免二次损伤，应同时处理骨折局部。一般情况下，开放复位及内固定是首选的治疗方法。

5. 重视术后处理

由于该部位解剖关系较复杂，特别是肘关节的体位及上肢固定方式、方法较多，所以在肱动脉恢复血流后，既要注意对血管通畅情况的观测，更要注意在术后处理上尽量避免影响血管通畅的各种因素，尤其是肱骨髁上骨折复位后的位移，其是肱动脉再次受损的常见原因。

（四）预后

经处理后，肱动脉通畅者预后较好。如肱动脉受阻或结扎，或肢体远端肌肉出现缺血性改变时，则会引起缺血性挛缩，而使患肢永久性病废。

五、前臂动脉损伤

（一）病因病机

前臂动脉主要有桡动脉、尺动脉和骨间总动脉，以及再分至手部形成的掌浅弓和掌深弓。掌浅弓和掌深弓形成的手部动脉网具有较好的代偿作用，其侧支循环有利于前臂某个动脉干损伤后的代偿作用。其致伤原因大多为锐性物刺伤，除外来致伤物外，骨折的锐刺（缘）亦易引起邻近血管干的损伤，动、静脉也有可能同时受累而引起动、静脉瘘，同时也易引起伴行神经干（尺神经、桡神经及其分支）的损伤。在前臂诸动脉中，桡动脉发生率高，且医源性因素占相当高的比例，主要因桡动脉抽血行血气分析及动脉血压观测引起桡动脉壁损伤，最终导致血栓形成。

（二）临床表现

除局部损伤症状外，前臂动脉损伤主要表现为手部血供部分受阻症状，包括尺动脉或桡动脉搏动减弱和消失、手指冷感、皮肤过敏及麻木等。如损伤波及掌浅动脉弓，手指会出现雷诺氏综合症，亦会出现小鱼际肌萎缩。

（三）诊断与鉴别诊断

根据外伤及临床表现不难做出诊断。因其侧支循环代偿功能较好，除 10% ～ 15% 掌动脉弓吻合不佳者外，治疗效果大多较好。因此，一般无须行动脉造影术。

（四）治疗

1. 修复为主

对前臂动脉干断裂，原则上需行修复及功能重建术。从大多数病例来看，仅仅结扎一根动脉干对手部功能影响不大，但掌动脉弓缺损则有可能影响手部功能，因此不到十分必要和万不得已时，仍应争取修复术。

2. 尺动脉与桡动脉同时断裂

必须予以修复，否则将严重影响手部功能。尺动脉口径较粗，尤其是位于骨间总动脉以上部位，一般行端－端吻合术，必要时也可选用头静脉移植。

3. 对骨折及血管应同时处理

在处理血管损伤时，视伤情缓急不同，酌情在修复血管的同时（或前、后）对骨折断端加以复位及内固定，并修复血管床。此种情况以肘部多见。

4. 注意肌间隔综合征

以挤压为主导致的损伤，前臂软组织多同时受累，易出现肌间隔综合征，从而加重伤情，尤以屈侧肌群间隔发生率较高。一旦有此情况，应及早将肌间隔充分切开减压，否则将丧失手部功能。

（五）预后

虽前臂动脉损伤较肱动脉损伤预后较好，但如果尺、桡两支同时受阻，亦会直接影响手部功能。因此，受损血管的再通是预后良好的前提。

第二节　肢（指）体离断伤

一、断指再植

（一）断指再植分类

断指是指掌指关节以远不同平面的手指离断伤，包括近节、中节和末节离断。根据手指损伤的程度，断指可分为两类：

1. 完全性离断

离断手指远侧部分为完全离体，无任何组织相连，或只有少许软组织相连，但在清创时必须将这部分组织切除者，称为完全性断指。

2. 不完全性断指

伤指的断面有骨折或脱位，断面只有损伤的肌腱或残留相连的皮肤不超过手指断面周径的1/8，其余组织包括血管神经均断裂，断指的远侧部分无血供或严重缺血，不接血管将引起手指坏死者，称为不完全性断指。

（二）断指再植适应证

1. 患者的全身情况

创伤性手指离断，除了单纯切割伤，常为爆炸、挤压或挫裂伤，还有可能合并创伤性休克及胸、腹、脑等重要脏器的损伤。经检查如有危及生命的并发伤，先处理并发伤，待全身情况许可并能耐受长时间手术时，再行断指再植手术。

2. 患者的年龄

对手的外形及功能要求较高的青壮年。

对老年人，除以下情况外，可考虑再植：① 老年性疾病。② 身体功能减退。③ 不能耐受长时间手术及术后较长时间的卧床与制动。④ 术后不能适应抗凝、抗痉挛等药物的应用。⑤ 患者拒绝手术。

对小儿断指，应争取再植：为避免遗留终身残疾及由此给儿童带来的严重生理影响和心理上的痛苦，故决不能放弃任何能够再植的指体，应尽力保证再植的成活。由于儿童年龄小，适应性及塑形性强，再植指体容易发育良好，并获得良好的功能。

3. 再植时限

再植时限是指指体离断至血液循环恢复之间的时间。在这一时间内行手术，手指还能再植成活。炎热高温季节，离断指体组织迅速变性坏死，其再植时限相应缩短。寒冷季节或伤后的断指经过冷藏处理，组织变性慢，其再植时限相应延长。再植时限以常温下总缺血时间不超过 24 小时为宜。

4. 断指的伤情

断指必须有一定的完整性，这样再植手术方能获得成功；各平面较整齐的切割伤均为再植的适应证；指体轻度挫伤，皮下散在小点瘀斑，只要指动脉及指背静脉尚健康，也可行再植；指体虽完整，但挫伤严重，皮下静脉网破坏，毛细血管床及指动脉均广泛损害，失去了再植的条件；断指有皮肤破损，可利用邻指皮瓣或小静脉皮瓣覆盖创面后再植；离断的指体经过液体浸泡时间过久，组织水肿或脱水，血管内皮细胞受到不同程度的损伤，影响成活；浸泡时间短，一般 5 小时以内，组织损伤较轻，可试行再植。断指再植后具有一定的长度，手指的长度关系到手的功能和外形美观。如两断端破坏严重，清创时需要去除较多的组织，再植后手指过短就会失去再植的意义；切割伤或电锯伤，指体短缩很少，不影响再植的长度；切割性一指多段离断同样应争取再植；末节离断再植对恢复手的外形和功能很重要。对于拇指，或幼儿、青年人以及从事音乐者，只要末节完整并能找到可供吻合的血管，均应再植。

再植后的手指必须恢复一定的功能，如果再植的手指既没有感觉功能，又没有运动功能，那么此类损伤修复的意义不大；为保持手的握持功能，对任何有条件再植的断指均应行再植手术；对拇指撕脱性离断，可用示指的部分血管神经及肌腱组织进行再植；多指离断而没有条件全部再植者，应将有条件再植的手指移植于能够发挥握持功能的指位上。

（三）断指再植手术步骤

手指再植的顺序有两种。一种是常用的顺行法，即清创→骨骼固定→伸、属肌腱缝合→指背静脉吻合→指固有动脉吻合→指神经缝合→背侧皮肤缝合→掌侧皮肤缝合；另一种为逆行再植法，其顺序为缝合掌侧皮肤→指神经缝合→

指动脉吻合→屈肌腱缝合→骨骼固定→伸肌腱缝合→指背静脉吻合→指背皮肤缝合。

1. 清创

（1）刷洗

用无菌毛刷蘸肥皂水刷洗离断手指和伤手3遍，每遍3~5分钟，然后用生理盐水冲洗干净，拭干。

（2）浸泡

将伤手和离断指体浸泡在1：2 000氯己定溶液中5分钟，然后再更换氯己定溶液浸泡5分钟。如创面污染严重，用3%过氧化氢溶液泡洗2遍，同时去除创面的污物、异物及凝血块。

（3）消毒

用碘伏或碘酊与乙醇等消毒皮肤，然后铺无菌巾单。

（4）创面清创

创面清创的全过程必须在手术显微镜下进行。切除创面一周皮缘1~2mm，切除或剪除污染与挫伤的筋膜及皮下组织至显露正常的组织为止；按解剖层次寻找静脉、动脉及神经并做标记；短缩指骨，一般成年人短缩5mm，小儿短缩3mm左右；寻找肌腱断端；最后用1：2 000氯己定溶液清洗消毒。如多指离断，可将暂不再植的手指以无菌纱布包扎标记好，放置冰箱内冷藏备用。

2. 骨骼固定

细钢针交叉固定；用细钢针髓内固定；用0.6~0.8mm钢丝8字固定。

3. 肌腱缝合

（1）指伸肌腱修复

用3-0尼龙线做间断8字或褥式缝合伸肌腱。

（2）指屈肌腱修复

对指浅屈及深屈肌腱包括腱鞘，只要有修复的条件均应全部修复。将其牵出后于断端近15mm处横穿一针头，用5.0尼龙线做Kessler缝合，并间断加针缝合，以增加缝合的强度和消灭粗糙面。

4. 指背静脉吻合

选择合适的位置，将伤手置于手掌朝下、手背向上位。术野铺清洁湿润纱布。① 显露血管：将血管周围的软组织牵开，清创修剪血管，充分显露健康的两断端。② 吻合血管：剪去血管外膜 2mm，在吻合处深面置绿色塑料膜作为背景，用肝素盐水冲洗断端血管腔。选用 10-0、11-0 或 12-0 无创缝线，做二定点间断加针外翻缝合。③ 小儿血管的吻合：小儿血管细嫩，可行开放式吻合，不宜应用血管夹。指背的静脉尽量多吻合。

5. 指背皮肤缝合

静脉吻合完毕后，即用 1-0 丝线间断缝合指背皮肤。注意要点如下：① 缝合和拉线打结时，要注意避开静脉部位，以防误伤已吻合好的静脉。② 皮肤对合后，静脉应无张力与扭曲。③ 手指两端的周径相差不大时，可只做环形缝合，这样不影响静脉的回流，且皮肤愈合后外形良好。

6. 指动脉吻合

吻合前必须对指动脉进行检查，血管损伤后会有以下变化：① 血管出现红线征，血管内膜毛糙不光滑，用肝素冲洗后见管腔有漂浮物。② 避免在张力下吻合指动脉，如血管缺损过多，可取静脉移植修复。③ 处理顽固性血管痉挛，可在局部外膜下用 3% 罂粟碱注射缓解，如无效可采取剥离血管外膜、管腔内扩张、在已吻合的血管端用显微镊子轻柔夹持进行通畅试验等。

血液循环恢复的征象：萎瘪的指腹变丰满，恢复原来的张力；皮肤由苍白转为红润，毛细血管充盈试验呈阳性；指体由凉变温；指端小切口出血活跃，血呈鲜红色。

7. 指神经修复

健康的神经两断端在无张力下用 9-0 无损伤线间断缝合外膜，一般缝合 2~4 针。遇有神经短缺时，其修复方法如下：可缝合一侧神经或两侧神经交叉缝合；取邻指的神经转移缝接；只能修复一侧时，修复主要的一侧，如拇小指修复尺侧指固有神经，示、中、环指修复桡侧指固有神经。

8. 掌侧皮肤缝合

血液循环建立后，对手指掌侧皮肤与背侧一样做环形疏松直接缝合。缝合时注意：皮肤不要过紧、过深缝合，以免影响手指的血管；进针过深会损伤指动脉；皮肤缺损可采用邻指皮瓣或游离皮片移植修复。

9. 术后处理

同断肢再植。手指再植完毕，包扎时应注意以下几点：将手指血迹洗去，用小片状凡士林纱布覆盖缝合伤口；敷料包扎勿过紧过松；置于指功能位；禁止环形包扎或并指包扎；再植指指端外露，以便观察血供和测量体温。

（四）特殊类型断指再植

1. 末节断指再植术

（1）适应证

手指于远侧指间关节以远离断，断面整齐，远近两端无明显挫伤及粉碎骨折，血管神经无撕脱，均适宜再植。

（2）麻醉

臂丛神经阻滞或指总神经阻滞。

（3）手术方法

先对断指进行刷洗、消毒，根据末节手指血管神经解剖关系，找出指固有动脉、弓状动脉、神经、指背静脉及掌侧中央静脉。标记后按常规予以清创。近侧断端麻醉后以同样方法进行清创。再植时远侧指间关节按常规行融合术。肌腱不需修复，节省了再植时间。其余再植的操作同断指再植。末节断指再植均用 11-0 尼龙线缝合血管，一般吻合指背静脉 1~2 条，然后缝合指背皮肤，用 9-0 尼龙线缝合两侧指神经，最后吻合两侧或一侧指固有动脉，缝合掌侧皮肤。

（4）注意事项

① 如远断端无静脉可供吻合，可只吻合指动脉，采用拔甲放血法重建远节血液循环，还可形小切口放血重建远节血液循环。② 如远断端无动脉可供吻合，可将近端动脉与远端掌正中静脉吻合，采用静脉动脉化的方法进行再植，如无静脉可供吻合，也可采用放血法。

2. 拇指旋转撕脱性离断再植术

（1）适应证

拇指撕脱性离断，血管神经及肌腱自近端抽出，完整无明显挫伤者。

（2）麻醉

臂丛神经阻滞麻醉。

（3）手术方法

① 清创：a. 远段指刷洗消毒，保留与指体相连的拇长伸、屈肌腱各 5cm，

把多余撕脱的肌腱切除，在显微镜下寻找并标记动脉、神经及指背静脉，按断指再植清创步骤做常规清创。b. 近断端于气压止血带下刷洗消毒，创面用 1 ∶ 2 000氯己定溶液清洗，由于指体血管、神经、肌腱从近端抽出，因此不需行血管、神经、肌腱清创，仅行创面清创即可。为使离断拇指重建血液循环，术后恢复感觉及拇指伸、屈功能，习惯采用血管、神经、肌腱移位的方法进行再植。

② 血管、神经、肌腱移位：a. 指背静脉及伸指肌腱移位，弧形或"S"形切开第 2 掌骨背侧皮肤，游离出远端带有分叉的静脉，根据断拇指静脉撕脱伤情，决定静脉移位所需长度，于远端结扎切断，使静脉呈"Y"形，在同一切口内找出示指固有伸肌腱，并在止点处切断，连同静脉一起经皮下隧道引至拇指断端背侧创口内。b. 指动脉、指神经及屈指肌腱移位，游离示指尺侧指固有动脉及神经，根据动脉、神经撕脱情况决定动脉、神经移位所需长度，将其远端切断结扎，近端通过皮下隧道引至拇指掌侧创口。环指指浅屈肌腱于远侧掌横纹处切断，于腕部切口内抽出，远端缝线牵引通过腕管及拇长屈肌鞘管，用探针引至拇指掌侧创口内，缝合掌背侧切口。

③ 再植：指骨内固定后，拇长伸肌肌腱与转位的示指固有伸肌肌腱行"8"字缝合，拇长屈肌肌腱与转位的环指指浅屈肌腱调节张力，使手指处于休息位，行 Kessler 缝合。然后修复静脉，将断指背两条静脉与移位的"Y"形静脉做吻合，断拇两指神经与移位的示指尺侧指神经做外膜缝合；最后将断拇尺侧指固有动脉或拇主要动脉与移位的示指尺侧指动脉做吻合，以重建拇指血液循环。

（五）诊疗失误原因分析及防治措施

1. 指骨固定可能出现的失误

（1）原因分析

骨固定范围不够，手指突然屈伸时，易引起吻合血管撕裂。

（2）防治措施

在手指近节离断固定指骨时，克氏针须穿过掌骨头，使掌指关节维持在功能位，中节离断应将近指间关节固定。

2. 血管吻合中可能出现的失误

（1）原因分析

① 剥离血管外膜有误，剥离不够影响术野，易致吻合口血栓形成；剥离过

多易引起血管痉挛，易损伤血管壁。②血管缝合技术失误，缝线打结掌握不好；缝住对侧血管壁；血管扭转。

（2）防治措施

①剥离剪除外膜外疏松组织，使外膜回缩2～3mm即可。②缝合时需注意，缝线打结应使内膜外翻，松紧适度，且留下的线头不宜过短；为防止缝住对侧血管壁，应在无血或少血术野中进行血管吻合，在缝合的小血管深侧放置衬垫，以使血管壁及缝合针线显露更清楚，用肝素盐水冲洗断口使血管壁前后分开，缝针进入一端管壁后，在管腔内做轻微的横向移动，看缝针在管腔内是否游离无牵连；在血管吻合前，以及在第1针、第2针缝线完成后，均应检查血管远、近段是否有扭转。

二、拇、手指功能再造

拇指功能约占手功能的50%，缺失后严重影响手的捏、持、抓、握等功能。反之，如拇指健在，其余手指全缺，也同样影响手的功能。因此，重建手的主要功能特别重要。

（一）吻合足背动脉第2足趾移植再造拇指、手指术

目前，该手术为拇指、手指再造常用的方法之一（图2-2）。

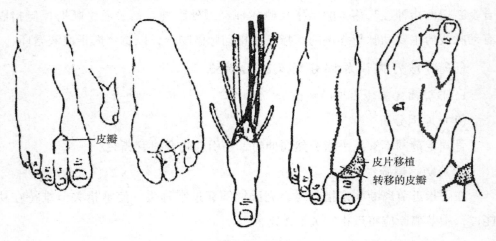

图2-2 拇指再造术

1. 适应证

拇指全缺失。

拇指及其掌骨缺失者。

拇指与手指全缺失者。

2～5 指缺失，或残指长度难与拇指对指，或相应的掌骨也缺失者。

前臂下 1/3 段截肢。

2. 供趾的选择

供趾可以选择同侧或对侧，后者更为合适。

供趾正常而无感染，脚癣在术前需治愈。

3. 手术方法

（1）体位

患者仰卧位，上肢外展80°，前臂旋后置于手术台上，双下肢平放于手术台上。

（2）麻醉

上肢选用臂丛神经阻滞麻醉，下肢用腰麻。

（3）切口设计

以足背血管为轴画出足背 S 形切口；跖趾背侧均采用 V 形对称切口。

（4）手术步骤

① 解剖与游离第2足趾：在足背侧切口游离大隐静脉、足背静脉弓及其与第2足趾相连的小静脉；游离足背动脉、第1跖背动脉、拇趾腓侧动脉和神经及第3趾胫侧动脉和神经，后二动脉和神经在起始处切断，足背动脉在跖骨基底部有一粗大的足底深支需切断结扎，足背内侧皮神经外侧支，在足背动脉水平将其切断备用，游离出趾长短伸肌腱并切断；在第2趾跖侧做切口，切断趾深浅屈肌腱，游离第2趾胫、腓侧趾神经至趾总神经处并切断，同时切断伴随趾神经的跖骨底动静脉；离断跖趾关节，于近踝关节处切断血管移植于手部；闭合足部创面。

② 手部解剖：手指残端暴露出指骨及附于其上的软组织与手内在肌，在手背解剖出拇长伸肌腱或指长伸肌腱，在掌侧解剖出拇长屈肌腱或指深屈肌腱，解剖出两侧指固有神经；在鼻烟窝处解剖出头静脉、桡神经浅支及桡动静脉背

深支。

③ 第 2 足趾移植再造手指：骨骼固定；屈伸肌腱做编织或对端缝接；将两趾神经分别与指神经缝接，趾背皮神经与桡浅神经分支缝接；将足背动静脉与桡动静脉对端吻合，大隐静脉与头静脉吻合；缝合皮肤；在手背切口最低位放置橡皮引流片。敷料包扎后，手及前臂用石膏托保护。

4. 术后处理

患者应住在半隔离病室，术后两周室温应保持在 25℃。

患肢抬高，使其略高于心脏水平。

应用抗凝药物，常用右旋糖酐 -40、低分子肝素及阿司匹林。

抗血管痉挛药物，如罂粟碱。

应用足量抗生素。

术后 48 小时拔除引流条，10 ~ 14 天拆线。

(二) 拇指甲皮瓣移植再造拇指术

用此种方法再造拇指，拇指的外形与功能接近正常。

1. 适应证

拇指皮肤撕脱伤，此类为最佳手术适应证。

拇指掌指关节以远的断指，丧失再植条件或离断拇指再植失败。

选择性的拇指掌指关节以远缺损的晚期病例。

残存掌骨，手畸形的部分病例，可采用拇甲皮瓣联合第 2 足趾一并移植，再造拇指与示指，恢复手的部分功能。

2. 手术方法

(1) 体位

同第 2 足趾移植再造拇指、手指。

(2) 麻醉

同第 2 足趾移植再造拇指、手指。

(3) 供区的选择与皮瓣设计

① 供区的选择：拇趾甲皮瓣取同侧为宜。

② 皮瓣设计：皮瓣的长度与宽度，应根据受区皮肤缺损的多少、健侧拇指的周径与长度，精心设计。宽度一般比取样长 1 ~ 1.5cm 为宜。留在拇趾的舌状

皮瓣应设计在胫跖侧。

（4）手术步骤

① 拇趾甲皮瓣的切取：在足背与第 1 趾蹼间，解剖与游离拇趾趾背侧静脉→足背静脉弓→大隐静脉，拇趾腓侧趾背动脉→第 1 跖背动脉→足背动脉；游离拇趾腓侧趾神经，在趾总神经中间按神经束劈开，将其高位切断；趾甲剥离时宜小心仔细，可将末节远端连趾骨爪粗隆一并切取。

② 骨支架：丧失再植条件的断拇指，可将残存的指骨剥离出来，嵌入拇指近节指骨与拇趾甲皮瓣的部分末节趾骨间，用克氏针交叉固定；选择性再造的病例，需切取髂骨块，对髂骨块进行修剪、部分插入近节髓腔后固定。

③ 拇趾甲皮瓣血液循环的建立：其方法同第 2 足趾移植再造拇指。

④ 创面：用拇趾胫侧保留的 1.5cm 宽的轴型皮瓣覆盖末节趾骨短缩约 2/3 的拇趾残端，其余创面用游离皮片移植修复。

3. 术后处理

同第 2 足趾移植再造拇指、手指。

（三）手部桡侧缺损的治疗思路与方法

手部桡侧毁损致大鱼际肌合并其他组织缺损在临床上并不少见，拇指功能占手部功能的 50%，如何有效地重建手部大鱼际肌功能，以及修复手部桡侧皮肤、骨关节、肌腱等组织缺损是修复与重建手部功能的重要环节。随着显微外科的发展，组合组织移植在修复与重建上发挥着巨大的作用，采用吻合血管神经的足部内在肌与其他组织进行组合移植，一期重建手部大鱼际肌功能及修复手部其他组织缺损，是修复与重建手桡侧多元组织缺损的理想方法。

1. 修复方法

对拇指 I 区缺损，采用拇趾甲瓣移植进行修复；对拇指 II 区三度缺损，采用拇趾甲瓣进行修复；对 II 区四度缺损，采用拇趾甲瓣或第 2 足趾进行修复；拇指 III 区四度及五度缺损，可采用皮瓣组合携带跖骨的第 2 足趾进行修复。因再造拇指无手部内在肌内收及外展功能，可采用吻合血管神经的趾短伸肌、拇趾短伸肌、拇趾短展肌进行移植予以修复。

对拇指缺失并示指末节缺损者，可采用示指拇化予以修复。

2. 趾短伸肌及短展肌的解剖学

趾短伸肌供血血管为足背动脉发出的跗外侧动脉，其管径在 1～1.5mm，跗外侧动脉在趾短伸肌近内侧 1cm 处发出肌支，紧贴肌肉深面跖跗关节及韧带表面行走，其终末支在肌肉外侧与足底外侧动脉吻合，网流静脉为动脉之伴行静脉，其支配神经为腓深神经所发出的独立肌支，神经肌支与跗外动静脉伴行，其跗外侧血管游离蒂长 3cm。趾短伸肌外形与大鱼际肌相似，可以进行吻合跗外侧动、静脉及腓深神经肌支的趾短伸肌移植，以再造大鱼际肌，特别是可在游离第 2 足趾及跖骨的同时，游离趾短伸肌进行移植。拇趾短展肌其供血血管为胫后动、静脉，在足内侧拇趾短展肌近端深面所发出的跖内动、静脉，其口径在 0.8～1.3mm。跖内侧动脉沿该肌前行约 2cm 后分为深支和浅支，深支又分为内侧支及外侧支，内侧支向前上斜行或垂直上行，通过其深支供应拇趾短展肌及表面皮肤，支配神经为胫后神经所发出的独立肌支，与跖内侧动、静脉伴行，可以进行吻合血管、神经的拇趾短展肌移植重建大鱼际肌对掌功能，亦可携带肌肉表面皮肤形成肌皮瓣参与移植。

3. 手术方法的优缺点

对手部大鱼际肌合并其他组织缺损，传统的方法是采用皮瓣及足趾移植修复组织缺损，而对手部大鱼际肌的修复及功能的重建比较棘手，手功能恢复不理想。在携带感觉神经组织游离移植的同时，游离足部内在肌一期移植修复大鱼际肌及重建其功能，可使患者在最短时间内最大限度地保留患手非失活组织，并最大限度地重建手部功能。其优点是该手术方法一次完成，疗程缩短，患者痛苦小，费用低。缺点是移植组织供区多，损伤大，一旦失败，后果严重。所以，要求术者必须具备良好的血管吻合技能，以及较多单一组织移植成功的经验方可实施。

4. 肌肉移植要点

用趾短伸肌再造大鱼际肌，采用拇趾短伸肌重建拇对掌，其他趾短伸肌分别重建拇短屈肌、拇短展肌。近端止点缝合于屈肌支持带远侧的桡侧半及大多角骨、舟骨结节、掌骨基底等处，其拇趾短伸肌止点种植于移植跖骨桡侧的中远部，局部钻孔将拇趾短伸肌腱贯穿缝合固定，其他趾短伸肌腱分别缝合于关节囊、第 2 足趾近节趾骨基底、跖跗关节足部内在肌止点处，拇趾短展肌起止腱部呈扁状，用于修复大鱼际肌对掌肌时，起点种植缝合在屈肌支持带桡侧，止点种植于移植跖骨桡侧的中远部。肌肉种植点线必须符合重建大鱼际肌生理点线角度的要求。

5. 参与移植组织的选择

对桡侧缺损须采用皮瓣移植进行修复者，首选股前外侧皮瓣。股前外侧皮瓣质地较薄，供区相对隐蔽，可携带股前外侧皮神经参与移植，以重建受区皮肤感觉功能，最重要的因素是股前外侧皮瓣供血血管——旋股外侧动、静脉降支在行程中发出较多粗大肌支，其终末支亦较粗大，既可用于串联，又可用于并联组合其他组织参与移植，还能解决受区可供吻合的血管数量不足的难题。足部小肌肉移植重建大鱼际肌，重建大鱼际肌首选趾短伸肌，因为趾短伸肌有多个肌肉小体，可同时重建大鱼际肌对掌、展指和屈曲等的功能，特别是可以在携带第 2 足趾及跖骨再造拇指、掌骨的同时，进行游离移植，减少了血管吻合环节，缩短了手术时间，减少了患者的痛苦。

6. 血管神经的吻合要点

受区可供吻合的动脉只有桡、尺动脉，为保证手部残存组织有充足的血液供应，必须保留尺、桡动脉其中之一，这样受区往往无过多动脉可供吻合，所以选择可供组合吻合进行移植，对血管分支进行串联及并联组合吻合，亦可采用 Y 形静脉搭桥的方法进行组合移植。对多个组织参与移植，特别是足部小肌肉均需吻合其主干动脉的伴行静脉，所以受区需吻合的静脉数量较多，在不影响手部静脉回流的前提下，根据血管口径进行搭配组合吻合，参与移植肌肉的支配神经均有其独立的运动肌支，而正中神经在前臂远段及腕掌部神经束间无网状交织结构，均为独立的束支，所以大鱼际肌肌支外伤后较易寻找、分离，以进行运动束支间的吻合。在吻合时，尽量缩短移植肌肉侧神经肌支的长度，以利于神经功能在短时间内得以恢复，其他参与移植的组织均有其独立感觉神经支与手及前臂的独立感觉神经支吻合，所以本组移植肌肉运动功能在短时间内获得很好的恢复，其他移植组织恢复良好的感觉功能，完全得益于运动和感觉神经支进行的分离吻合。

7. 术后理疗康复

（1）早期康复

再植术后，组织愈合正在进行。抬高患肢，在近端做按摩、理疗促进消肿，术后2~3周做适度用力的手指主动、被动运动，防止肌腱粘连。近端未受累关节做主动和助动运动。强调早期起床。术后3~4周软组织基本愈合，骨折固定良好时，按骨折及神经损伤后早期康复的康复原则做康复治疗。特别注意保持掌指关节屈、指间关节伸和拇外展及对掌活动度。近端肌肉做主动及抗阻运动，远端肌肉做电刺激及传递冲动练习。做综合屈曲及综合伸展腕、掌指、指间各关节的主动及被动运动，以扩大指屈伸肌腱的活动度。

（2）中期康复

骨折愈合，外固定去除后，着重进行恢复关节活动度及肌腱活动度的练习，离断处远端最近的关节活动障碍最重，应特别注意。进行肌力训练，感觉有所恢复时做感觉训练。

（3）后期康复

断肢再植后，神经肌肉功能恢复常不完善，特别是手内部肌功能极难恢复，常需进行多种后期功能重建术，于术后做相应的康复治疗。

第三节　手部骨折

一、腕舟骨骨折

腕舟骨是最大的一块腕骨，略弯曲，呈舟状。腕舟骨骨折常发生于青壮年，多为间接暴力造成。舟骨骨折占腕骨骨折的71.2%，多在舟骨腰部发生，占舟骨骨折的70%，舟骨结节及舟骨近端骨折各占10%~15%。因腕舟骨表面多为关节软骨所覆盖，血供较差，骨折后容易发生延迟愈合、不愈合或缺血性坏死。伴有其他腕骨骨折及脱位时，预后不佳。

（一）解剖学

舟骨是腕关节的重要组成部分，它是最大的一块腕骨，略弯曲，呈舟状，四周与桡骨及腕骨构成关节面，80% 被软骨覆盖，其中段较细者为腰，营养血管从腰部及结节部进入，血流方向由远而近，腰部骨折可使近段骨血流中断。舟骨周围大部分为软骨面，无骨膜附着，骨折后靠内生骨痂才能连接，骨折后损伤营养血管，近侧断端由于缺血易发生无菌性坏死。

（二）病因病机

腕舟骨骨折多为间接暴力所致，跌倒时，患者常手掌先着地，腕关节强度桡偏背伸，暴力向上传达，舟骨被锐利的桡骨关节面的背侧缘或茎突缘切断。骨折可发生于舟骨的腰部、近端或结节部，其中以腰部多见。由于掌侧腕横韧带附着在舟骨结节部，而舟骨其余表面多为关节软骨所覆盖，血液供应较差，故除结节部骨折愈合较佳外，其余部位骨折容易发生迟缓愈合、不愈合或缺血性坏死。本病多见于青壮年。

（三）骨折分类

1. 按骨折部位分类

按骨折部位分类，可分为以下三种类型：腰部骨折；近侧骨折；结节部骨折（如图 2－3 所示）。

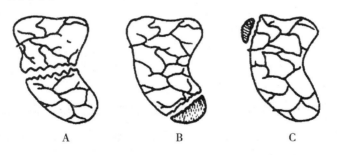

图 2－3 腕舟骨骨折分型

A. 腰部骨折；B. 近端骨折；C. 结节部骨折

2. 按骨折稳定程度分类

按骨折稳定程度分类，可分为稳定型、不稳定型两类。① Ⅰ 型为稳定型，骨折无移位，韧带无明显损伤，不因伸腕、腕骨中部旋后、尺偏或牵引而移位。掌屈位可保持骨折稳定。无移位的腰部骨折表示韧带无损伤，骨膜完整，平均愈合时间为 9.5 周。② Ⅱ、Ⅲ 型均为不稳定型，二者仅在不稳定的程度上有所不同。韧带有中度或重度的损伤及舟骨周围不稳。由于有韧带损伤,屈腕位不能保持骨折位置的稳定。Ⅱ型不稳定骨折的固定时间不应少于16周;Ⅲ型常有移位,固定时间为15~40周,而愈合率只有65%。

(四) 临床表现

多有外伤史,原因多为堕坠或失跌时手掌着地。伤后腕桡侧肿胀、疼痛。"鼻烟窝"处凹陷变浅或消失,局部压痛明显,拇指外展位纵向挤压拇指时,疼痛加剧,腕关节活动受限,第1、2掌骨头处纵向挤压阳性。

(五) 辅助检查

1. X线摄片

常规拍摄腕关节标准正、侧位和舟骨位X线片(即腕尺倾斜位)。对症状明显而X线片未见骨折,疑为舟骨骨折的患者,可先按骨折处理,予以石膏托固定,2周后复查X线片,由于断端骨质吸收,骨折线清晰可见。

2. CT、MRI检查

由于临床症状较轻、X线腕舟骨骨折线不明显等,容易发生舟骨骨折漏诊。对高度怀疑骨折患者可进行CT检查,以防漏诊。

(六) 诊断及鉴别诊断

1. 诊断

(1) 诊断依据

① 有外伤史,多为间接暴力造成。② 腕部肿胀,以"鼻烟窝"部为明显,压痛明显,拇指外展并沿拇指纵轴向腕部叩击时疼痛加剧,腕关节功能受限。③ X线摄片检查可确定骨折类型及移位情况,必要时10~14日后摄片,以明确诊断。对X线不能做出明确诊断的病例,可行CT检查。

(2) 诊断要点

伤后局部轻度疼痛和腕关节活动功能障碍,鼻烟窝部位肿胀、压痛明显,将腕关节桡倾、屈曲拇指和示指叩击其掌指关节时,亦会引起疼痛。X线检查,腕部正位、侧位和尺偏斜位摄片可协助诊断。第1次摄片未发现骨折而临床表现仍有可疑时,可于2~3周后重复摄片,因此时骨折端的骨质被吸收,骨折较易显露。

2. 鉴别诊断

（1）先天性双舟骨

临床上较少见，在 X 线片上两块骨之间界限清楚、整齐、光滑，无致密坏死或边缘不整齐现象。

（2）桡骨茎突骨折

腕部桡侧肿胀、疼痛、有骨擦音，X 线片见骨折线在桡骨茎突。

（七）治疗

1. 复位

新鲜骨折多采取闭合复位外固定。患者处于坐或卧位，肩关节外展，屈肘90°，近、远端助手分别握住患肢上臂和手指行适度牵引，并使前臂处于中立位或轻度旋前位，术者两拇指置于骨折远端的背、桡侧，余指托住患肢腕关节掌侧和尺侧。令远端助手先将腕关节背伸并轻度桡偏，然后再做掌屈、尺偏，术者两拇指将骨折远端向掌侧、尺侧按压，使之复位。

2. 固定

腕关节应尽量在骨折断面与前臂纵轴垂直的位置上固定，以增加断端间压力，并减少剪力，以利于骨折愈合。如不能确定骨折断面的方向，可将拇指于对掌位、腕关节于中立位或轻度桡偏位固定。采用短臂石膏管型，固定范围从肘下至远侧掌横纹，包括拇指近节指骨。固定中坚持手指功能锻炼，防止关节强直。舟骨腰部骨折固定 3 ~ 4 个月，有时长达半年甚至 1 年，每 2 ~ 3 个月定期拍片复查。结节部骨折固定 3 ~ 4 个月。

3. 手术治疗

（1）舟骨植骨术

腕舟骨骨折经长期石膏固定，骨折端出现硬化及坏死吸收，骨折延迟愈合或不愈合者可行舟骨植骨术。

于鼻烟窝处做一"S"形切口，长 4 ~ 5cm，注意保护桡神经支及桡动脉背侧支，牵开拇长伸肌腱，切开关节囊，使腕关节尺偏，显露出舟状骨及骨折部位。于桡骨茎突近端取一长 2.5cm、宽 0.5cm 之骨条，待植骨用。用直径 2mm钻头自舟骨结节处，沿舟骨纵轴贯穿骨折线钻一骨孔。将取下之骨条经修整后插入骨孔内，用咬骨钳咬除多余骨条。为保证植骨条有一定血供，也可于桡骨下端取一带筋膜蒂的桡骨条，逆行转移做嵌入植骨。用石膏夹固定，拆线后换管型石膏固定 3 个月。

术中勿损伤桡神经浅支及桡动脉。按舟状骨纵轴方向钻孔，操作过程中用克氏针探测深度，以免损伤其他腕骨。

（2）桡骨茎突切除术

适用于舟骨腰部骨折，切除后使有疼痛的舟骨骨折不连接转为无痛的不连接。另外，为消除骨折部的剪力，骨折固定要牢固，少移位，切除的桡骨茎突可用作植骨。

以桡骨茎突为中心，于桡侧做纵形切口，切开关节囊，显露舟骨骨折部位，做桡骨茎突局部骨膜下剥离，用骨凿凿除桡骨茎突，切除范围要超过舟骨骨折线。锉平断面，冲洗后依次缝合各层，用石膏托制动，拆线后改管型石膏固定 2~3 个月。

（3）加压螺丝钉固定术

用于有移位的新鲜骨折及骨折不愈合。于腕桡掌侧做纵弧形切口约 3cm，于桡侧腕屈肌的桡侧分离进入，切断结扎桡动脉掌浅支，切开关节囊显露舟骨全貌，用 Herbert 加压螺丝钉钻模和夹具旋入螺丝钉（根据舟骨骨折不同的类型，选用粗细不同的螺钉）。另外，用大块髂骨植骨加 Herbert 螺丝钉治疗舟骨骨折不愈合、近段缺血坏死、囊性变或粉碎性骨折。

（八）并发症

1. 腕舟骨坏死、骨折不愈合

（1）原因分析

舟骨表面超过 50% 的部分为软骨覆盖，只有桡背侧这一有限的区域有营养血管穿入。在这些穿支近端发生骨折，因为缺血，往往愈合迟缓，甚至出现不愈合。其他原因还有骨折复位不良；内固定松动或脱落；因关节囊剥离太多，骨折块失去血供而发生骨坏死；感染导致骨坏死；陈旧性骨折瘢痕清除不彻底，或植骨后骨坏死。

（2）防治措施

上述舟骨本身独特的血供模式是舟骨骨折后愈合迟缓甚至不愈合的关键原因。如果不采取手术治疗，可能多年没有症状，但或早或晚，都会出现创伤性关节炎。为防止发生骨坏死或骨不愈合，要妥善固定骨折，良好复位，剥离关节囊不宜太多，术后常规加用一定时期的外固定，一般 3～4 周，瘢痕应彻底清除。舟骨不愈合的治疗是一个复杂的过程，下列情况应尽量避免：没有辨别是腰部还是近端不愈合；没有对舟骨塌陷的程度进行准确评估；没有采用掌侧入路和内固定来纠正驼背畸形；没有用中央螺钉固定来达到足够的稳定。对于大多数的舟骨不愈合，使用传统的骨移植都能获得良好的疗效。但对于舟骨近 1/3 的骨折，由于血供较差，传统的方法就不是那么有效了。而带血管骨移植显示出明显优点：愈合率高，愈合时间短，愈合强度大，弹性模量是传统植骨的 2～4 倍。带血管骨移植来源：旋前方肌桡骨止点、尺骨远端、桡骨远端掌尺侧缘、带血管蒂髂骨。最常用的是桡骨远端背桡侧和第 2 掌骨。

2. 创伤性腕关节炎、腕关节疼痛

（1）原因分析

舟－桡关节及其他关节形成瘢痕化粘连，以及舟骨关节面因骨折和手术操作而被破坏，形成瘢痕粘连，甚至骨性粘连。

（2）防治措施

对症治疗及理疗，严重者可行腕关节融合术。手术时尽可能减少关节软骨面的损伤及良好复位，细致止血，可减轻症状。

（九）功能锻炼及预后

1. 功能锻炼

在固定期间及早进行。先进行手指和肩、肘的屈伸活动，之后逐渐进行主动握拳活动。拆除固定后才可进行腕的主动屈伸、旋转等活动及腕关节的肌力练习，在骨折未愈前，不得进行腕的支撑及推举重物的练习。

2. 预后

腕舟骨骨折的预后情况与骨折的类型有很大关系：远端及结节部骨折愈合一般不成问题；近端骨折极易出现不愈合或缺血坏死；腰部骨折则介于两者之间。固定早期可开始手指屈伸活动，如握拳伸指活动（可促进腕部血液循环，利用肌肉收缩力，使断端纵轴加压而紧密吻合）及托手屈肘等活动。解除固定后，可逐渐练习腕关节屈伸活动。必须强调的是舟骨骨折部位不同，血液供应情况不一样，如结节部血供较丰富，其他部位血供较差，故愈合时间一般相对肢体其他部位较长，不能简单地以一般的骨折愈合时间为标准。功能锻炼不能过早，否则会使骨折端在未完全愈合的情况下重新断裂，导致骨折延迟愈合甚至不愈合。

二、掌骨骨折

掌骨骨折是常见的手部骨折之一，多见于成年人。直接暴力和间接暴力均可造成掌骨骨折。临床上第 1 掌骨与第 2 ~ 5 掌骨骨折的机制和移位特点有显著差异，不仅如此，同一掌骨因骨折部位不同，其机制及移位特点亦有较大的区别。

（一）第 1 掌骨基底部骨折

1. 解剖学

第 1 掌骨有许多肌肉、肌腱附着，使第 1 掌骨外展的有拇长展肌、拇短伸肌，内收的有拇收肌，背伸的有拇长伸肌，屈曲内旋的有拇短屈肌、拇短展肌、拇对掌肌和拇长屈肌，因此第 1 掌骨干及基底部骨折后容易形成向背桡成角畸形，远端并有内旋畸形。

2. 病因病机

骨折由间接暴力引起，多位于第 1 掌骨基底 1cm 处，多为横行或粉碎性骨折。由于屈拇长肌、大鱼际肌及内收拇指肌的牵拉，骨折远段向掌侧及尺侧移位，外展拇长肌牵拉骨折近段向背侧及桡侧移位。骨折部呈向背侧桡侧成角畸形。

3. 骨折分类

第 1 掌骨基底部骨折，根据其骨折线是否与关节相通，可分为两种（如图 2 - 4 所示）。

（1）不通关节的第 1 掌骨基底部骨折

其骨折在腕掌关节以外，位于第 1 掌骨基底 1cm 处，多为横形或粉碎性骨折。

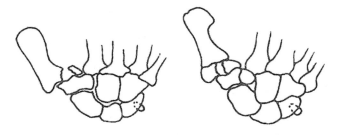

图 2 - 4　第 1 掌骨骨折分型

（2）通关节的第 1 掌骨基底部骨折

又称第 1 掌骨基底部骨折脱位，Bennett 骨折。其特点是第 1 掌骨基底部斜形骨折，骨折线通过关节，同时合并有腕掌关节脱位。第 1 掌骨基底关节内的"T"形或"Y"形骨折又被称为 Rolando 骨折，此类骨折较少见。

4. 临床表现

患者有外伤史，且拇指腕掌关节的桡背侧明显突出，局部肿胀、疼痛，拇指除末节稍能屈曲外，不能做内收、外展，拇指对掌外展动作受限，掌指关节及指间关节仍可活动。

5. 辅助检查

X 线检查：最好摄以拇指为准的正、侧位片。X 线片有助于明确诊断及分型。

6. 诊断及鉴别诊断

（1）诊断

① 外伤史，多为间接暴力导致。

② 局部肿胀、疼痛，拇指除末节稍能屈曲外，不能做内收、外展活动，伤后局部肿胀、压痛，拇指对掌、外展动作受限。

③ X 线片有助于明确诊断及分型。

（2）鉴别诊断

本病需与腕舟骨骨折、月骨脱位等相鉴别。

7. 治疗

（1）第 1 掌骨基底部横行（斜行）骨折

新鲜骨折复位较易，术者一只手牵引并外展拇指，另一只手拇指加压骨折处，纠正成角畸形。复位后前臂石膏固定拇指于外展位 4~6 周，石膏应包括近节指节。不稳定的骨折可行牵引固定。轻度成角的陈旧性骨折，对拇指功能影响不大者，可不处理。如成角大，虎口过小，可做第 1 掌骨基底部楔形截骨术。

（2）第 1 掌骨基底部骨折脱位

① Bennett 骨折：闭合复位较容易，但复位后不易维持。

手法复位方法与单纯第 1 掌骨基底部骨折相同，但应注意，不要使拇指外展，而要将第 1 掌骨外展，否则会加重第 1 掌骨内收。复位后若能稳定，可于拇指外展位固定 4~6 周。手法复位后不能保持者，可在复位后，持续牵引（皮肤或骨牵引）保持拇指在外展对掌位，用压垫垫在掌骨基部，用管型石膏固定，再持续牵引 6 周。

如不能保持对位，应手术复位。手术方法：从第 1 掌骨桡侧背面开始做一弧形切口，在腕横纹处弯向掌侧。显露骨折部，部分剥离掌骨干近端软组织，切开腕掌关节。将大骨折块的关节面与较小的关节面对齐，在直视下将一枚钢针穿过关节，维持复位。如果采用 1 枚钢针不可靠，可加用第 2 枚钢针。术后石膏固定 4~6 周。骨愈合后及时去除内固定，练习活动。

② Rolando 骨折：用管型石膏或皮牵引治疗，常得不到满意效果，多需切开复位内固定。严重粉碎性骨折需用骨牵引，在透视下观察，力求关节面对位平整，并应早期活动，使关节重新塑形。手术方法（Foster 与 Hastings）：做一类似 Bennett 骨折的掌桡侧切口。沿拇指掌骨干向远端延长切口的桡侧端。保护桡神经分支，防止形成痛性神经瘤。将基底部两块大的骨折片复位，并临时用一枚克氏针将它们固定在一起，在拇指掌骨上用一个 T 形或 L 形钢板固定。将 T 形钢板横行放于掌骨的基底部。

（二）第 2~5 掌骨骨折

第 2~5 掌骨骨折在临床上较为多见，多为直接暴力引起，由于骨间肌、蚓状肌及指屈肌的牵拉，骨折端向背侧成角畸形。骨折易发生在掌骨颈部，其次为掌骨骨干，基底部少见。掌骨颈部骨折，因指伸肌腱牵拉，可引起掌指关节过伸。多发性掌骨干粉碎骨折时，由于骨间肌损伤严重，会发生手部骨筋膜间室综合征，影响手功能。暴力也会造成多发性掌骨底部骨折或腕掌关节脱位，掌骨基底部向桡背侧移位。根据其骨折部位不同，可分为掌骨头骨折、掌骨颈骨折、掌骨干骨折及掌骨基底部骨折。

1. 临床表现

局部会有肿胀、疼痛、压痛或畸形，关节运动受限。

2. 辅助检查

正斜位 X 线片检查可显示骨折线的走行。

3. 诊断与鉴别诊断

（1）诊断

① 外伤史：摔倒后手掌触地史或直接挤压史。

② 临床表现与体征：手掌肿胀、疼痛和局部压痛、纵向挤压痛，有时可触及骨擦感，要注意检查手指血供和感觉情况。

③ 影像学检查：X 线检查明确骨折和移位情况。

（2）鉴别诊断

通过 X 线片正侧位片，明确骨折部位、类型，以及是否有其他合并损害，与手部其他损伤相鉴别。

4. 治疗

（1）掌骨头骨折

多为直接暴力所致，如握拳时掌骨头与物体直接撞击等。也有一部分骨折缘于挤压伤、切割伤和扭转暴力等。掌骨头骨折多为关节内骨折，有斜形、纵形、横形、撕脱和粉碎等多种类型。

骨折如无明显移位，关节面尚平整，可用手背侧石膏托将掌指关节固定于屈曲位。3～4 周后去除石膏开始功能锻炼。移位明显的骨折，可试行闭合复位：将掌指关节置于伸直位，然后轻轻地纵向牵引，利用韧带的张力矫正短缩及侧方移位，复位成功，用背侧石膏托固定掌指关节于屈曲位，3～4 周后开始进行功能锻炼。如复位失败，则需行切开复位克氏针内固定。无法使用内固定的粉碎性骨折，可先用石膏托做暂时固定，待肿胀、疼痛缓解后开始主动活动，利用近节指骨基底关节面和韧带的张力使掌骨头关节面重新塑形。

掌骨头撕脱骨折，多为掌指关节侧副韧带牵拉所致，撕脱骨折块通常很小且无明显移位，只需将掌指关节屈曲位固定 2 周即可。移位明显的骨折，如果骨折块较小，可将其切除并做韧带修复。骨折块较大，可行切开复位内固定。

（2）掌骨颈骨折

多发生于第 5 掌骨，其次是第 2 掌骨。多为作用于掌骨头的纵向暴力所致。手指屈曲呈握拳状后，掌骨头凸出成为手的最远端，则易遭受纵向暴力，导致颈部骨折。掌骨颈骨折很少出现侧方移位，多有向背侧成角移位，掌侧皮质嵌插，远侧骨折段向掌侧弯曲。

小于 40° 的第 4、5 掌骨颈骨折背向成角对手握物功能无明显妨碍时，如骨折稳定，可无需复位，仅予第 4、5 指及腕掌侧石膏托固定，取腕关节功能位，掌指关节 50°~60° 屈曲位、指间关节功能位即可。4 周后，去除外固定开始功能锻炼。

对于背向成角大于 40° 的第 4、5 掌骨颈骨折及有背向成角移位的第 2、3 掌骨颈骨折，采用闭合复位外固定，即 90° 位固定法。先将掌指关节屈曲至 90°，通过紧张掌指关节侧副韧带来稳定和控制移位的掌骨头，然后用一手握持患手并用拇指抵压在骨折背侧，另一手握持近节指骨并向背侧推挤，用指骨基底将掌屈的掌骨头托回原位。矫正移位后，用手背侧石膏托固定腕关节于功能位、掌指关节及近侧指间关节于 90° 屈曲位，维持复位位置。4 周后去除石膏开始功能锻炼。

（3）掌骨干骨折

多发生于第 3、4 掌骨，有横形、斜形、螺旋和粉碎性骨折，可呈短缩、背向成角和旋转移位，严重的短缩畸形可使手指屈、伸肌和骨间肌张力失调，影响手指伸直。

① 横行骨折：多为直接暴力所致。因骨间肌作用，骨折通常呈现背向成角移位。治疗时在闭合复位的基础上用掌、背侧石膏托固定，利用三点加压控制复发成角。石膏托的远侧缘应延伸至指端，并将相邻健指包括在内，以便有效控制旋转移位。6~8 周，去除石膏开始活动。掌骨干骨折的治疗原则与掌骨颈骨折相同，即第 4、5 掌骨可以有轻度地背向成角移位，而第 2、3 掌骨因无腕掌关节屈伸活动代偿，成角移位必须矫正。

对于移位幅度大和软组织肿胀明显、外固定难于维持复位的骨折，可在复位后做经皮穿针内固定。对闭合复位失败及开放性骨折，可做切开复位用克氏针或钢板螺丝钉内固定。

② 斜形、螺旋形骨折：多为扭转暴力所致。短缩、旋转与成角移位并存，但前两种移位更显著。第3、4掌骨干的斜形骨折，由于掌骨深横韧带的牵制，短缩移位相对较轻，而第2、5掌骨的短缩则相对较重，并常有明显的旋转移位。

只要无旋转和成角移位，小于5mm的短缩移位是可以接受的，对手功能无明显的影响。此类骨折可予以石膏托外固定治疗。移位显著的骨折应予以切开复位克氏针或钢板螺丝钉内固定。

③ 粉碎性骨折：常发生在挤压伤或贯通伤之后，多并发严重的软组织损伤。可先用石膏托做全手外固定，3周后将石膏托短缩，仅固定腕关节和掌指关节，让指间关节活动。5周时将外固定全部去除。或做髓外经皮穿针，以稳定远、近骨折段和矫正短缩移位。

（4）掌骨基底骨折

多由挤压等直接暴力所致。很少有侧方和短缩移位，但会有旋转移位发生。基底部微小的旋转移位，常会导致明显的指端偏转，影响手的握物功能。因此，治疗基底骨折，应注意矫正旋转移位。对移位不明显的基底骨折，可做闭合复位石膏托外固定。对移位明显的基底部骨折，通常就需要采取手术治疗，可以采用克氏针钢丝张力带或者是螺钉进行固定。

5. 并发症

（1）手部骨筋膜室综合征漏诊

① 原因分析：由于对本征缺乏认识，手部损伤后未认真检查或注意观察，从而漏诊。

② 预防措施：应充分认识并重视本征，掌握本征的诊断标准，接诊后详细检查，治疗后注意密切观察。急性手部骨筋膜室综合征的诊断标准如下：① 手挤压伤和掌骨骨折的病史。② 手部进行性肿胀，剧烈疼痛，肿胀特点似蜂窝织炎，张力大，伴皮肤苍白。③ 掌指关节被动牵伸时伴有疼痛。④ 骨间肌麻痹：患手掌指关节伸直，而指间关节半屈位，呈内在肌阴性征；掌骨间隙有典型的剧烈压痛。

急性手部骨筋膜室综合征一经确诊，均主张早期行筋膜切开，如不治疗或切开不充分，均会造成手内在肌的缺血、坏死及挛缩，导致手部严重畸形的发生。

（2）急性腕管综合征或闭合性正中神经损伤漏诊

① 原因分析：闭合性掌骨多发骨折合并急性腕管综合征或闭合性正中神经损伤，临床较为少见，常常不会引起临床医师的注意。

② 预防措施：此类患者待骨折复位后，大多能逐渐恢复正中神经，无需特殊处理，但临床应密切观察。

6. 功能锻炼及预后

（1）功能锻炼

分主动及被动锻炼，应从早期开始，有计划地进行。在石膏固定期间（4～6周）以主动锻炼为主，积极活动未固定的手指及上肢的各关节。固定部位亦可做肌肉静力收缩练习（肌腱缝合术后早期不做）。去除固定后，仍以主动活动为主，亦需逐渐微关节被动活动。要求患者在医师指导下长期刻苦锻炼，从轻到重、从小到大地活动每个关节。此外，积极使用患手是最好的锻炼方式，日常生活及工作中应尽量运用患手，如拿筷子、执笔、扣纽扣、系鞋带，以及使用钳子、螺丝刀等工具，也可执钢球、玻璃球练习。

（2）预后

大多数掌骨骨折诊断不难，经及时正规治疗多能顺利康复。但闭合性掌骨多发骨折，在治疗骨折的同时，应警惕并发症的发生，以免贻误诊断。

三、指骨骨折

指骨骨折的发病率很高，是手部最常见的骨折，亦称竹节骨骨折，多由直接外力引起（如砸、挤等），可分为开放性骨折、粉碎性骨折及横形骨折。

（一）病因病机

多由直接外力引起，多发性居多，骨折后移位明显，三节指骨移位方向不一。一般可徒手复位，将远端对近端尽量达到解剖复位，不能有成角或旋转移位。能在功能位固定最为理想。对于不稳定性指骨骨折和功能位不能保持良好复位者，可考虑手术复位克氏针内固定。

1. 近节指骨骨折

多为间接暴力所致，以骨干骨折较多见，因骨折近端受骨间肌、蚓状肌的牵拉，骨折远端受伸肌腱的牵拉，常造成向掌侧成角畸形。若颈部骨折，由于受伸肌腱中央部的牵拉，远端可向背侧旋转达90°，使远端的背侧与近端的断面相对，从而阻止骨折的整复（如图2-5所示）。

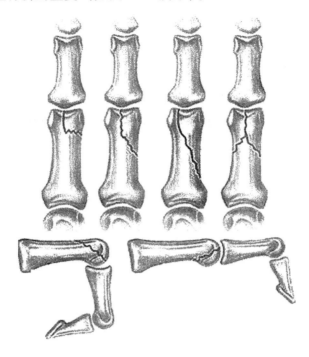

图2-5　近节指骨骨折

2. 中节指骨骨折

中节指骨受直接暴力打击可引起横断骨折，受间接暴力可引起斜形或螺旋形骨折。骨折部位的不同，发生的畸形也不同。如骨折部位在指浅屈肌腱止点的近侧，则远侧骨折端受指浅屈肌腱牵拉，形成向背侧成角畸形。如骨折部位在指浅屈肌腱止点的远侧，由于指浅屈肌腱的牵拉，近侧骨折端向掌侧移位，形成向掌侧成角畸形。

3. 末节指骨骨折

指骨末端粗隆及指骨干骨折，多为直接暴力所致，如被重物砸伤、挤压伤等。轻者仅有骨裂纹，重者可裂成骨块，多合并有软组织裂伤。因局部无肌腱牵拉，骨折一般无明显移位或畸形。末节指骨基底背侧撕脱，多由于手指伸直时，间接暴力作用于指端，使末节指骨突然屈曲，由于伸肌腱的牵拉，末节指骨基底背侧可发生撕脱骨折。如在接球时，指端被球撞击。骨折后末节手指屈曲，呈典型的锤状指畸形。

（二）临床表现

伤后局部疼痛、肿胀，手指伸屈功能受限。有明显移位时，近节指骨骨折，其近端受骨间肌牵拉，远端受伸肌腱牵拉而形成指背凹陷，向掌侧成角畸形；中节指骨骨折，骨折位于屈指浅肌腱止点以上者，骨折向背侧成角畸形，骨折在屈指浅肌腱止点以下者，骨折向掌侧成角。末节指骨骨折，多无明显移位，手指末节肿胀、压痛、瘀斑。若为末节部撕脱骨折则远侧指间关节处压痛，手指末节屈曲呈锤状指，手指不能主动伸直。

（三）辅助检查

X线摄片可明确诊断与骨折类型。

（四）诊断与鉴别诊断

1. 外伤史

多有直接暴力打击或摔倒后手触地史。

2. 临床表现与体征

手指肿胀、疼痛和局部压痛、纵向挤压痛，有时可触及骨擦感，要注意检查手指血供和感觉情况。

3. 影像学检查

X线检查明确骨折和移位情况。

（五）治疗

骨折必须正确整复对位，尽量做到解剖复位，不能有成角、旋转、重叠移位畸形，以免妨碍肌腱的正常滑动，造成手指不同程度的功能障碍。对闭合骨折，可手法复位、夹板固定。对指骨开放性骨折，应彻底清创，争取伤口一期愈合。有皮肤缺损者，必须用各种方法修补缺损，以免使骨骼、肌腱外露，造成肌腱坏死、瘢痕挛缩和骨感染。指骨开放性粉碎骨折，较大的骨块不能随便摘除，以免出现骨质缺损，导致骨不愈合。开放性骨折做清创术后，亦可行手法复位和夹板固定。复位时须用骨折远端对骨折近端。手指应尽量固定在功能位，既要充分固定，又要适当活动。

1. 手法复位

（1）近节指骨干骨折

整复时患者取坐位，术者一只手握住患侧的手掌，并用拇指和示指握住骨折的近端固定患指。另一只手的中指扣住患指中节的掌侧，用示指压迫其背侧。让患指在屈曲状态下进行拔伸牵引，以矫正骨折的重叠移位。然后，术者用屈骨折远端之手的拇指和示指，分别捏住骨折处的内、外侧进行挤捏，以矫正侧向移位。再向远端逐渐掌屈，同时用住握近端的拇指将近端向背侧顶住，以矫正向掌侧成角畸形。指骨颈整复时，应加大畸形，用反折手法，先将骨折远端呈90°向背侧牵引，然后迅速屈曲手指，屈曲时应将近端的掌侧顶向背侧，使之复位。

（2）中节指骨骨折

整复时，术者用一只手的拇指和示指捏住骨折近端固定患指，用另一只手拇、示指扣住患指末节，先拔伸牵引，然后用该手的拇指和示指捏住骨折处的内、外侧进行挤捏，以矫正侧向移位。再将拇指和示指改为捏住骨折处的掌侧进行提按，以矫正掌背侧移位。

（3）末节指骨

骨折末端粗隆及骨干骨折整复时，可在牵引下，术者用拇指和示指在骨折处内外侧和掌侧进行挤捏，以矫正侧向移位和掌侧移位。如为开放性骨折，且骨折片较小，在清创缝合时，应将碎片切除，以免日后指端疼痛。若甲根翘起者，须将指甲拔除，骨折才易复位，甲床可用凡士林纱布外敷，指甲可重新长出。末节指骨基底背侧撕脱骨折整复时，只要将近节指间关节屈曲、远侧指间关节过伸，便可使撕脱的骨折块向骨折远端靠近。

2. 固定

除骨折部位在指浅屈肌腱止点近侧的中节指骨骨折外，患指应固定在功能位，不能将手指完全伸直固定，以免引起关节囊和侧副韧带挛缩，进而导致关节僵直。无移位骨折，可用塑形竹片夹板或铝板固定于功能位3周左右。

（1）有移位的近节指骨干或指骨颈骨折

复位后根据成角情况放置小平垫，在掌、背侧各放一小夹板，如有侧方移位，则在内、外侧各放一小夹板，其长度相当于指骨，不超过指间关节，然后用胶布固定。对于有向掌侧成角的骨折，可置绷带或裹有 3~4 层纱布的小圆柱固定物（小木棒或小玻璃瓶），手指屈在其上，使手指屈向舟骨结节，以胶布固定，外加绷带包扎。如有侧方成角或旋转畸形，还可利用邻指固定患指。

（2）中节指骨骨折

复位后，骨折部位在指浅屈肌腱止点的近侧者，虽然手指固定在伸直位较稳定，但不应在伸直位固定过久，以免造成关节侧副韧带挛缩及关节僵直。

（3）末节指骨末端或指骨干骨折

复位后，可用塑形竹片夹板或铝板固定于功能位。末节指骨基底背侧撕脱骨折复位后，可用塑形竹片夹板或铝板固定患指近侧指间关节于屈曲位、远侧指间关节于过伸位 6 周左右。固定后，要抬高患肢，以利肿胀消退。除患指外，其余未固定手指应经常活动，防止其余手指发生功能障碍。

（六）并发症及预后

1. 并发症

指骨骨折畸形愈合。

2. 预后

指骨骨折临床并不少见，但因其是局部的小损伤，往往不被重视。其实，指骨骨折较其他部位的骨折复位要求更高，治疗失当易产生畸形或功能障碍。对骨折复位的要求非常严格，成角、旋转、错位与重叠畸形都应矫正。

第三章　上肢损伤

第一节　锁骨骨折

一、概述

锁骨骨折是常见的骨折之一，占全身骨折的 5% ~10%，各种年龄均可发生，但多见于青壮年及儿童。新生儿锁骨骨折也是一种常见的产伤，有报道其发生率为 0.84%。

（一）致伤原因与分型

间接与直接暴力均会引起锁骨骨折，大多文献报道间接暴力较多，如跌倒时，手掌、肘部或肩部着地，传导暴力冲击锁骨发生骨折，多为横断或短斜形骨折（如图 3 - 1 所示）。直接暴力可从前方或上方作用于锁骨，发生横断或粉碎性骨折。粉碎性骨折的骨折片如向下移位，有压迫或刺伤锁骨下神经和血管的可能；如向上移位，有穿破皮肤形成开放性骨折的可能。幼儿多为横断或青枝骨折。

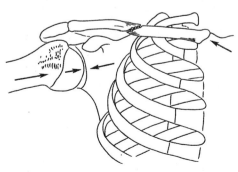

图 3 - 1　传导暴力致锁骨骨折（多为横断或短斜形骨折）

（二）骨折部位与移位

骨折可发生于锁骨任何部位，但多发于骨质薄弱又无韧带肌肉附着的中1/3 或中外1/3 交界处，完全性骨折的近侧骨折端因受胸锁乳突肌的牵拉而向上后方移位，远侧骨折端因肢体重量作用与胸大肌、胸小肌及肩胛下肌等的牵拉向前下方移位，并因这些肌肉与锁骨下肌的牵拉作用，向内侧发生重叠移位。锁骨外1/3 骨折较次之，常由直接暴力引起，由于上肢的重量和暴力的作用，远侧骨折端向下前方移位；如喙锁韧带断裂，又会导致锁骨近侧端向后上方移位，更会加重两骨折端的移位，治疗时必须手术修复此韧带，才能维持骨折端的复位固定治疗。锁骨内1/3 骨折甚少，多由直接暴力引起，因胸锁乳突肌及肋锁韧带的作用，骨折端很少移位。

（三）临床表现

有外伤病史。锁骨骨折的典型体征是头偏向伤侧，以缓解胸锁乳突肌的牵拉作用，同时用健侧手托住伤侧前臂及肘部，以减少伤肢重量牵拉引起骨折端移位的疼痛。由于锁骨位于皮下，骨折后局部压痛及肿胀均较明显，特别是骨折移位严重者，骨折端局部畸形、压痛、肿胀特别明显，甚至骨折端可隆起于皮下，触摸即可发觉，有时可有骨擦音。伤侧上肢不能自主用力上举和后伸。幼儿多为青枝骨折，局部畸形及肿胀不明显，但活动伤侧上肢及压迫锁骨时，患儿会啼哭叫痛。

（四）诊断

根据外伤病史，检查时发现的体征和X 线照片检查，诊断是不困难的。但需注意检查有无锁骨下神经和血管的损伤。绝对不要忽略直接暴力引起的锁骨骨折，有时直接暴力引起的骨折，可刺破胸膜发生气胸，或损伤锁骨下血管和神经，出现相应症状和体征。邻近骨与关节损伤如合并肩锁、胸锁关节分离、肩胛骨骨折和第1 肋骨骨折。

（五）治疗

儿童青枝骨折或不全骨折采用外固定，如三角巾、颈腕吊带悬吊或"8"字绷带固定，疼痛消失后开始功能锻炼。固定2~3 周，即可痊愈。

二、复位与外固定措施

（一）锁骨中1/3或中外1/3伴移位骨折复位与固定

1. 麻醉

先用1%～2%普鲁卡因进行骨折端局部血肿内麻醉。

2. 体位

伤员坐在凳子上，两手叉腰挺胸位。

3. 牵引方法

有两种牵引方法。

一助手立于伤员背后，用两手握两肩，两侧向外后上扳提，同时用一个膝部顶抵伤员背部胸椎棘突，在挺胸的杠杆作用及助手两手向后上扳提的作用下，两骨折端被牵引拉开，两骨折段的轴线在一直线上，大多数可自行复位。

上述的牵引与对抗牵引方法，向后上扳提的作用力较大，而向外的牵引力较弱，往往因远侧骨折端向外的牵引力不够，影响手法复位。因此，另一助手一手推顶伤员伤侧胸壁，另一手向外牵拉伤肢上臂，协助第一助手缓缓将远侧骨折牵开，再行手法复位。

4. 复位手法

在助手牵引的情况下，术者立于伤员前面，用两拇指及示指摸清并捏住两骨折端向前牵拉，即可使骨折复位。

术者用两拇指摸清两骨折端，并以一拇指及示指捏住近侧骨折端向前下侧牵拉，同时加一手拇指及示指捏住远侧骨折端向后上方推顶，即可使骨折端复位。

手法复位后，将向外的牵引力稍放松一些，使对位的两骨折端互相嵌紧，以便进行外固定。粉碎性骨折整复困难，不要求解剖对位，更不宜用暴力复位，以免骨折尖端刺伤皮肤或血管。

5. 固定方法

用"8"字形石膏固定：术者将棉垫或纸垫压垫于两骨折端的两侧，并用胶布固定；两侧腋窝用棉垫垫妥，即进行"8"字形石膏绷带固定，并将石膏的两腋部修理合适，以免引起血管或神经受压。

用双布带圈固定：将预先制好的大小合适的包有棉花的两只绷带圈，于手法复位前套于两侧肩腋部，待骨折复位后用棉垫或纸垫将两骨折端上下方垫压合适，并用胶布固定。从伤员背侧拉紧此两布圈，其上下各用一布带扎牢维持两肩外张向上后伸。另用一布带将两布圈于胸前侧扎牢，以免双圈滑脱。

6. 注意事项

"8"字形石膏绷带固定者，有时由于两上肢不能下垂，需经常将两手叉腰；双布带圈固定有时会出现布圈松动。无论用何种固定方法，如由手及前臂麻木感或桡动脉搏动摸不清的现象，均表示固定过紧，压迫了血管或神经，应立即给予适当放松固定，直至症状完全解除为止。

骨折固定后，嘱伤员在全身及伤侧肢体无痛的情况下，进行功能锻炼。

（二）无喙锁韧带断裂的锁骨外端或外 1/3 有移位骨折复位与固定

1. 麻醉

用 1%～2% 普鲁卡因进行骨折端局部血肿内麻醉。

2. 体位

伤员坐在凳子上挺胸、上臂下垂，屈肘 90°。

3. 牵引方法

用一布带套过腋部，经胸前及背后向健侧牵引并固定，作为对抗牵引，并用扩张木板撑开布带；助手两手握住伤肢上端向外上方牵引。

4. 复位方法

术者一手经腋窝向上推顶肩关节，迫使锁骨远侧骨折段向上；另一手压锁骨近侧骨折端向下，使两侧骨折断端达到满意复位位置，即稍放松向外的牵引力，使两骨折端互相嵌紧，以便进行外固定。

5. 固定方法

主要维持骨折近段向下，骨折远段向上。

（1）石膏条绕压固定法

用石膏条绕压于锁骨近侧骨折端及健侧背腋部，继经伤侧上臂前侧，绕经肘部，经上臂后侧，将上臂及肩关节向上提拉，再压在锁骨近侧骨折段及胸前至健侧腋部及背后，进行 2～3 层石膏条形成的石膏固定，并加压整形，以保持两骨折端的对位，固定至骨折愈合（如图 3-2 所示）。另外，再加三角巾颈前臂悬吊，防止伤肢下垂，以免影响骨折端的对位。此法亦可用宽胶布条进行如上固定，但要注意伤员对胶布是否过敏，胶布脱落、松动要及时更换。

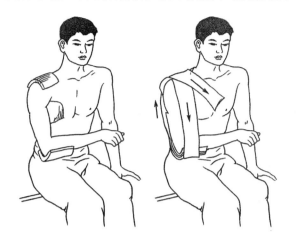

图 3－2　石膏条绕压固定方法

锁骨外端骨折及肩锁关节脱位，喙锁韧带未完全断裂者

（2）肩锁吊带固定法（如图 3－3 所示）

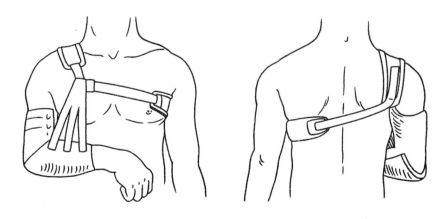

图 3－3　肩锁吊带固定法

无移位锁骨外端骨折及肩锁关节脱位喙锁韧带未断裂者

① 伤员站立位，两上肢高举，包一个上起乳头、下至髂骨嵴的腰围，并于腰围前后伤侧的乳线上，各安一个铁扣，待石膏围腰干固之后，将骨折手法复位，用厚毡垫一块置于锁骨近侧骨折端处，另用5cm 宽的帆布带压在锁骨近侧

骨折端的厚毡垫上，将带两端系于石膏腰围前后的铁扣上，适当拉紧固定，使骨折端对位平整，再用三角巾悬吊前臂。

② 吊带为帆布或皮革预制，能将伤侧肘关节及上臂向上提拉，并能将锁骨近侧段向下压，固定带系于健侧胸部。

③ 石膏条顶压法：伤员站立位或坐位，术者做一条 8 层厚 70mm 长的石膏条，于石膏条中间放一布带，将石膏条双重折叠在一起压紧，将此石膏条贴敷于伤侧腋下胸壁，上端顶于腋窝；再用 8 层厚 80mm 长的石膏条，压贴于锁骨近侧骨折端及胸前背后；另用宽石膏条绕包胸部固定以上的石膏条，维持骨折对位。先用 1% ～2% 普鲁卡因进行骨折端局部血肿内麻醉。伤员坐在凳子上，两手叉腰挺胸位。其牵引、复位与固定与上述两种方法不同，而且牵引、复位与固定都有两种方法可供选择。

牵引方法：一助手立于伤员背后，用两手握两肩，两侧向外后上扳提，同时用一个膝部顶抵伤员背部胸椎棘突，在挺胸的杠杆作用及助手两手向后上扳提的作用下，两骨折端被牵引拉开，两骨折段的轴线在一直线上，大多数可自行复位。

上述的牵引与对抗牵引方法，向后上扳提的作用力较大，向外的牵引力较弱，而远侧骨折端向外的牵引力不够，从而影响手法复位。因此，另一助手一手推顶伤员伤侧胸壁，另一手向外牵拉伤肢上臂，协助第一助手缓缓将远侧骨折牵开，再行手法复位。

复位手法：在助手牵引的情况下，术者立于伤员前面，用两拇指及示指摸清并捏住两骨折端向前牵拉，即可使骨折复位。术者用两拇指摸清两骨折端，并以一拇指及示指捏住近侧骨折端向前下侧牵拉，同时加一手拇指及示指捏住远侧骨折端向后上方推顶，即可使骨折端复位。手法复位后，将向外的牵引力稍放松一些，使对位的两骨折端互相嵌紧，以便进行外固定。粉碎性骨折整复困难，不要求解剖对位，更不宜用暴力复位，以免骨折尖端刺伤皮肤或血管。

固定方法如下：

用 "8" 字形绷带或石膏固定。术者将棉垫或纸垫压垫于两骨折端的两侧，并用胶布固定；两侧腋窝用棉垫垫妥，即进行 "8" 字形绷带或石膏绷带固定。如用石膏绷带固定，务必将石膏的两腋部修理合适，以免引起血管或神经受压。

用双布带圈固定。将预先制好的大小合适的包有棉花的绷带圈两只，于手法复位前套于两侧肩腋部，待骨折复位后用棉垫或纸垫将两骨折端上下方垫压合适，并用胶布固定。从伤员背侧拉紧此两布圈其上下各用一布带扎牢维持两肩外张向上后伸；另用一布带将两布圈于胸前侧扎牢，以免双圈滑脱。固定后有时伤员两上肢不能下垂，需经常将两手叉腰。如有手及前臂麻木感或桡动脉搏动摸不清的情况，均表示固定过紧，压迫了血管或神经，应立即给予适当放松固定，直至症状完全解除为止。有时绷带和布圈会松动。骨折固定后，嘱伤员在全身及伤侧肢体无痛的情况下，进行功能锻炼。

三、切开复位内固定

锁骨骨折很少发生延迟愈合和骨不连，骨折复位要求不高，大多可通过手法复位和外固定愈合，不必追求解剖复位，虽然解剖复位能保持锁骨的长度和肩胛骨周围的正常解剖，但骨折畸形愈合对功能影响不大。

（一）手术指征

骨折合并血管神经损伤；有喙锁韧带断裂的锁骨外端或外 1/3 有移位骨折，虽经复位外固定，但骨折移位明显（如图 3－4 所示）；骨折端不稳定出现骨不连接，并出现疼痛等症状；软组织嵌入，骨折端较大分离；锁骨骨折合并肩胛颈骨折出现漂浮肩（如图 3－5）所示。

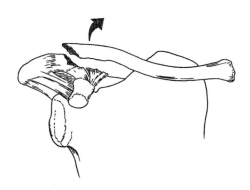

图 3－4　有喙锁韧带断裂的锁骨外 1/3 有移位骨折

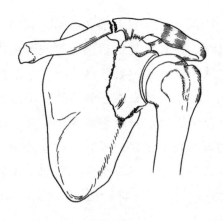

图 3-5　锁骨骨折合并肩胛颈骨折（漂浮肩）

（二）手术步骤

患者仰卧位，伤侧肩部垫高，颈丛神经阻滞麻醉后，沿锁骨横形切口，长约 5cm，切开皮肤、皮下组织，暴露两侧骨折端，骨折端复位。

从远侧骨折端逆行插入一枚克氏针，并使其穿出皮肤，再将克氏针自外端穿入骨折内侧段，剪除过长的克氏针外端部分，并将外端弄弯埋于皮下，以防肩部活动导致克氏针移位。选择的克氏针必须具有足够的强度和硬度，这样才能承受无支持的上肢的重量，不会弯曲或折断。有试验结果表明，用直径 2mm 的克氏针，就能达到锁骨的生理载荷，但使用单枚克氏针固定锁骨骨折的一些病例的 X 线复查中，发现有弯曲及骨折成角畸形现象，尤其是粉碎性骨折。因此，有人提出需要用 3.2mm 斯氏针。

克氏针移位，甚至进入胸腔者也有发生，可以将外露克氏针折弯成 90°，防止其向内侧移动。现亦用钢板螺丝钉进行内固定治疗，钢板能起张力带固定效应，以对抗弯曲应力和旋转应力。因锁骨也承受重量，应选用最少 6 孔钢板。在钻孔和拧螺丝时应特别小心，避免损伤锁骨下动、静脉和胸腔脏器。锁骨远端骨折或有喙锁韧带断裂的锁骨外端骨折可用克氏针钢丝张力带、锁骨钩钢板或锁骨重建钢板进行内固定。

检查并缝合切口。术后用三角巾悬吊 4~6 周，骨折牢固愈合后去除内固定。

四、锁骨骨折畸形愈合的处理

一般锁骨骨折有轻度畸形愈合，不大影响肩关节功能，也不会出现疼痛或其他症状，不需要特殊治疗或手术治疗。但如有骨折畸形愈合、有明显的骨刺形成，或有高低不平的骨痂形成，且压迫锁骨下血管或神经的明显症状者，可考虑手术凿除骨痂或骨刺。手术显露方法与切开复位内固定相同，切口略长一些，切开并分离骨膜，于骨膜下凿除压迫血管或神经的骨痂或骨刺。

第二节　肩胛骨骨折

肩胛骨前后均为肌肉包绕，骨折较少见，肩胛骨骨折占肩部骨折的 3% ~ 5%，占全身骨折的 0.2% ~ 1.0%。肩胛骨骨折多为高能量直接暴力所致，常为多发伤的一部分，76% ~ 100% 合并其他部位损伤，合并损伤通常较严重，多发生于肩胛骨体部和颈部。

肩胛骨骨折分类较多，Miller 按照肩胛骨的形态特点将其分为突起部、颈部、肩盂关节部及体部，并据此将肩胛骨骨折分为四种主要类型及相关亚型。Hardeggerr 根据骨折部位将其分为肩胛体骨折、肩胛盂边缘骨折、肩胛盂窝骨折、解剖颈骨折、外科颈骨折、肩峰骨折、肩胛冈骨折、喙突骨折和粉碎性骨折。创伤骨科学会将肩胛骨骨折分为 A、B 两型，A 型为肩盂关节外骨折，B 型为肩盂关节内骨折，并将这两型再细分为三个亚型。

为准确判断肩胛骨骨折情况，需进行一套完整的 X 线检查。常用的 X 线摄片检查包括：标准的前后位摄片；X 线投照中心矢状偏斜 30° 垂直于肩胛骨的前后位片，主要用于观察肩胛骨的整体形态及盂肱关节的对应关系；X 线投照中心平行于肩胛骨，与矢状面呈向后 30° 的侧位像，其"Y"影像的上支分别为喙突的前部和肩峰的后部，下支为肩胛骨体部边缘，此三支的交界为盂窝，正常情况下，肱骨头位于盂窝中央；腋窝位摄片，即 X 线投照中心指向腋窝的顶部，用于观察盂窝前后缘、肩峰、喙突基底部、锁骨远端及肱骨头骨折脱位的情况。对于复杂的肩胛骨骨折，尤其是涉及肩胛盂、肩胛颈的骨折，CT 检查很有必要，特别是三维 CT 重建。

一、肩胛骨体部骨折

（一）致伤原因与分型

肩胛体部骨折主要为直接暴力所致，如重物或火器伤直接损伤肩胛骨体部，多为粉碎性骨折，有时亦有横形或斜形骨折，因肩胛骨前后均有肌肉保护，多无明显骨折移位，但须注意有无肋骨骨折或胸腔脏器伤。

（二）临床表现

局部常有明显肿胀及皮肤的擦伤或挫伤，有明显压痛及肩部运动障碍。同时，要注意检查有无肋骨骨折或胸腔脏器伤症状及体征。

（三）诊断

根据外伤史、体征及 X 线照片检查，一般诊断并不困难。CT 扫描和 CT 三维结构重建可清晰显示肩胛骨骨折，并可对骨折块移位情况进行量化，对骨折治疗具有指导意义。

（四）治疗

肩胛骨体部骨折极少需要做切开复位和内固定。若骨折移位不大，因有肌肉保护，骨折多可自愈，不需特殊处理，一般用三角巾悬吊伤肢，早日进行伤肢功能锻炼。如果骨折移位非常明显，可采取手术复位内固定，避免肩关节功能恢复和创伤性骨关节炎的发生。如果肩胛骨骨折多合并多发伤，且病情较重，待生命指征稳定、患者能耐受手术时方可进行手术，宜在伤后 1～2 周内手术，超过 3 周的肩胛骨骨折一般不主张手术。内固定术后 2 周，可进行肩关节功能锻炼。

二、肩胛颈与肩胛盂骨折

（一）致伤原因与分型

此种骨折多由间接暴力引起，即跌倒时肩部外侧着地，或手掌撑地，暴力经肱骨传导冲击肩胛盂或颈，造成骨折；亦可由火器伤直接致伤。关节外肩胛颈骨折多为斜行，或互相嵌插，移位多不显著，关节内肩胛盂骨折常为肩胛盂的部分骨折或粉碎性骨折。肩胛颈位于关节盂的内侧，与肩胛冈根部相移行，具有维持关节盂正常位置和传导应力的作用。当肩胛颈骨折移位时，关节盂正常角度和位置发生了变化，如果肩胛骨骨折或骨折畸形愈合，前倾角或后倾角超过正常范围，盂肱关节会不稳定或脱位。

（二）临床表现

肩胛盂或颈骨折外观多无明显畸形，易于漏诊。

（三）诊断

肩部及腋窝部有肿胀、压痛，活动肩关节疼痛加重，骨折严重移位者可有肩部塌陷，肩峰隆起呈方肩畸形，犹如肩关节脱位的外形，但伤肢无外展、内收、弹性固定情况。而肩关节尚可活动，X线照片检查即可排除肩关节脱位，从而确诊。CT扫描和CT三维结构重建可清晰显示肩胛颈、肩胛盂骨折，对骨折块移位情况进行量化。

（四）治疗

一般无明显移位或移位不大的肩胛颈骨折，不需行手法整复，可用三角巾悬吊伤肢，尽早做伤肢功能锻炼。严重移位的肩胛颈骨折，可在局部麻醉下，通过牵引手法整复，再用外展架固定4周；或使伤员卧床牵引，将伤肢外展及外旋70°，牵引重量2.5～4kg，争取于2～3天达到骨折端整复，再持续牵引3～4周后，改用三角巾悬吊伤肢，做伤肢功能锻炼；手法整复或牵引无效，肩胛颈移位明显者，可手术治疗。当盂缘骨折达到关节面的1/4时，应切开复位内固定，防止肩关节脱位或半脱位。小的关节盂缘骨折伴有脱位者，也可按脱位方法采用非手术治疗，用三角巾悬吊伤肢，尽早做伤肢功能锻炼。

三、肩峰骨折

（一）致伤原因与分型

由于肩峰突出于肩部，肩峰骨折多由自上而下的直接暴力打击，或肱骨突然强烈的杠杆作用引起，多为横断面或短斜面骨折。如肩峰远端骨折，骨折块较小，移位不大；如肩峰基底部骨折，远侧骨折块受上肢重量作用及三角肌的牵拉，向前下移位，影响肩关节的外展活动。

（二）临床表现

受伤肩部有肿胀、压痛，活动肩关节可加重局部疼痛。

（三）诊断

根据外伤史、X线照片检查及临床表现，诊断不困难。

（四）治疗

无移位的骨折或移位不明显的骨折，用三角巾悬吊上肢即可。如远侧骨折端向下移位者，可用胶布条或石膏条经伤侧肘肩及健侧胸壁的交叉形固定，方法同锁骨外端骨折。如果肩峰骨折明显，伴有骨折块回缩并进入肩峰下间隙。肩峰下间隙受到明显影响或三角肌功能受到损害，造成肩关节外展肱骨大结节碰撞，可考虑切开复位和克氏针内固定。

四、肩胛骨喙突骨折

肩胛骨喙突骨折极为罕见，单纯骨折更少。对单纯喙突骨折一般不需特别处理。多为肩锁关节脱位或肩关节脱位的合并骨折。由肩关节前脱位引起者，系肱二肌短头和喙肱肌联合腱的牵拉撕脱喙突骨折，骨折块均向下移位，治疗方式以肩关节前脱位的整复固定为主；由肩锁关节脱位引起者，系喙锁韧带牵拉撕脱喙突骨折，骨折块均向上移位，应行切开复位，并做喙突内固定和修复肩锁韧带。喙突骨折压迫神经血管，也应内固定。

第三节　肱骨上端骨折

一、概述

肱骨上端骨折，在老年人中比较常见。而年轻人肱骨上端骨折多是由高能量创伤引起的。

（一）分型

1. 分型基础

肱骨上端骨折的分型方法很多。有按骨折的解剖部位、损伤的机制、骨折块的数目，以及接触面的大小、骨折块的血液循环情况等进行分型的。Kocher提出，按解剖部位，将肱骨上端骨折分为解剖颈、结节部位、外科颈骨折等。

Watson - Jones 根据外伤机制，将肱骨上端骨折分为内收型及外展型骨折。Codman 提出，按骨骺的闭合线将肱骨上端分为肱骨头、大结节、小结节和肱骨干骺端四部分，所有不同类型的骨折都是上述四部分骨块不同组合的结果。Codman 将肱骨上端骨折分为四部分骨折块的方法为 Neer 分类系统奠定了基础。

2. Neer 分型依据

Neer 分型的主要依据是骨块的数目、骨折移位的程度，即以移位大于 1cm 或成角畸形大于 45° 为标准进行分类。肱骨上端骨可出现一个或四个主要的骨折块：关节部或解剖颈；大结节；小结节；骨干或外科颈。肱骨上端骨折包括几处的骨折，只要未超过上述明显移位的标准，就说明骨折部位尚有一定的软组织附着连接，尚保持一定的稳定性。这种骨折为轻度移位骨折，属于一部分骨折。两部分骨折是指某一主骨块与其他三个部分有明显的移位。三部分骨折是指有两个骨折块彼此之间以及与另两部分之间均有明显的移位。四部分骨折是肱骨上端四个主要骨折块之间均有明显移位，形成四个分离的骨块。此时，肱骨头呈游离状态并失去血液供应。

3. AO 分型

AO 分型是在 Neer 分类的基础上进行的改良，AO 分型更加重视肱骨头的血液循环供应情况，因为肱骨头的血液循环状况与缺血坏死的发生和骨折治疗的预后有密切关系。根据损伤的程度，AO 分类系统将肱骨上端骨折分为 A、B、C 三种类型及各个亚型。由于肱骨上端骨折复杂、组合多变，X 线片上骨折块的影像重叠，以及在 X 线片上准确测出移位 1cm 的移位或 45° 成角畸形有一定困难，为了准确判断，需要 2~3 个位置的肱骨近端 X 线片。因此，需要拍摄内旋和外旋 X 线片，腋窝侧位或真正的肩胛骨侧位 X 线片，即 "创伤系列片"。有条件的还可以进行 CT 扫描，以防漏诊。

（二）治疗原则

肱骨上端骨折的治疗原则是争取理想复位，尽可能保留肱骨头的血液循环供应，保持骨折端的稳定，并能及早开始功能锻炼。肩关节是全身活动范围最广、运动最灵活的关节，一定程度的畸形一般不会造成明显的功能障碍。因此，在决定治疗方案时，除根据骨折的移位、成角的大小及骨折的解剖部位等因素外，还需考虑患者年龄、全身情况、合并损伤、医疗技术条件等因素综合分析判断。在肱骨上端骨折中，轻度移位骨折占 80% 左右，绝大多数均可采用非手术方法治疗。肱骨上端骨折的不愈合率并不高。患者的年龄、骨折的类型、性别是影响肱骨上端骨折治疗效果的基本因素，治疗不当常会导致肩关节疼痛、活动受限，患侧上肢无力等。尽早的功能锻炼对肱骨上端骨折后功能恢复是非常重要的。从这个意义上来说，手术有一定的优越性，但同时也要考虑手术的全身风险及患者本身的创伤，严格掌握手术适应证。

二、肱骨大结节骨折

（一）致伤原因与类型

根据致伤的暴力及合并伤，可将肱骨大结节骨折分为四种类型。

1. 无移位的单纯肱骨大结节骨折

此种骨折多为直接暴力撞击肱骨大结节所致，即跌倒时肩部外侧着地引起骨折，骨折块很少有严重移位或无移位。

2. 合并肩关节前脱位的肱骨大结节骨折

此骨折系肩关节前脱位时，大结节撞击于肩胛盂前下缘所致，因大结节与肱骨的骨膜未断裂，当肩关节前脱位整复后，肱骨大结节亦自行复位。

3. 有移位的单纯撕脱骨折

此种骨折多为间接暴力引起。跌倒时，上肢外展外旋着地，小圆肌及肩袖突然猛力收缩，牵拉肱骨大结节撕脱骨折，同时造成肩袖损伤。如果完全撕脱骨折，骨折块可缩至肱骨头的关节面以上（如图 3-6 所示）。

4. 合并肱骨外科颈骨折的大结节骨折

多由间接暴力引起，如跌倒时手或肘部着地，暴力沿上肢向肩部冲击，可引起肱骨外科颈及大结节骨折。

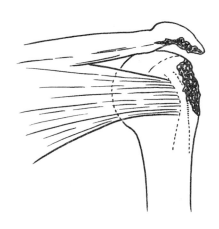

图 3 - 6　肱骨大结节撕脱骨折

（二）临床表现

伤后肩部外侧疼痛，活动上臂疼痛加重；局部肿胀、压痛，上臂外展不到 70°。

（三）诊断

根据外伤史、临床表现及 X 线检查即可诊断。

（四）治疗

1. 无移位的肱骨大结节骨折

用三角巾悬吊伤肢 2 周即可，并尽早加强伤肢功能锻炼。如合并肩关节前脱位者，肩关节整复后，大结节骨折亦复位，可按肩关节前脱位治疗。

2. 有移位的肱骨大结节骨折

如合并肱骨外科颈骨折，可按肱骨外科颈骨折复位固定处理。如肱骨大结节骨折块移位明显超过 1cm 或向上移位至肱骨头以上，影响肩关节外展功能者，必须进行骨折复位固定治疗。其方法：① 伤员坐位。在局部血肿内麻醉下，伤肢上臂外展 90°、外旋 60°、前屈 40°位。② 并将伤肢放于外展架上，术者用拇指将冈上肌向肱骨大结节方向推压，迫使骨折块复位。③ 复位良好者用石膏条将外展架，这样可以放松冈上肌、冈下肌和小圆肌的张力和牵拉，使骨折片不易发生再移位。伤肢固定 4 周。

如有移位的肱骨大结节骨折手法复位失败，或大结节骨折被拉至肱骨头的上方，均应行切开复位内固定治疗。一般用肩前内侧切口，暴露肱骨小结节及结节间沟，将上臂外旋外展，并用巾钳将大结节夹住向下牵拉，使之复位。根据骨折块大小、粉碎程度和骨质情况，选择螺丝钉或可吸收螺丝钉、钢丝、缝线等固定。如果结节部有移位或回缩，并有明显的肩袖损伤，应修复肩袖。逐层缝合伤口，术后用外展架固定，并加强伤肢功能锻炼。

三、肱骨上端骨骺分离与解剖颈骨折

肱骨上端有三个骨骺，即肱骨头、大结节及小结节。1岁、3岁及5岁出现骨骺，5~8岁时，3个骨骺融合成为肱骨上端1个骨骺，19~21岁骨骺与肱骨干融合。因此，肱骨上端骨骺分离多见于7~18岁。成人可发生肱骨解剖颈骨折。

由于肱骨上端在额状面上，肱骨干骺端形成15°左右的后倾角，骨骺中心位于骺板的内后侧，因此沿肱骨干向上传导的暴力会作用于骺板，产生剪切应力，造成骨折线呈斜行。前外侧部分经过骺板面骨骺分离，后内侧部分经过干骺端时，形成一个三角形骨片，骨折线倾斜程度随年龄不同而不同，年龄越大，则骨折线经过骺板的横行距离越短，干骺端骨折片越大，倾斜面距离越长，骨折端越不稳定。

（一）致伤原因与分型

此种骨骺分离多为跌倒时，暴力沿肱骨向上传导作用于骺板或肱骨解剖颈所致。

1. 依骨折线形态分类

（1）滑脱型

骨折线完全通过骺板，骨骺从干骺端滑脱，复位后一般不引起发育障碍。

（2）干骺型

骨折通过骨骺并形成一个三角形干骺端骨折片，此处有骨膜联系，易复位，较稳定。骨折线通过骺板及关节面，此型整复要使关节面完整复位，以免影响关节功能。

（3）压缩型

为纵轴压缩暴力所致，晚期易出现发育障碍。

2. 依骨折端稳定情况分型

（1）稳定型

前后移位少于干骺断面的 1/4，前倾少于 20°的内收型，易于复位，固定易于保持骨折的对位。即使未复位，亦不易于再移位。

（2）不稳定型

骨骺分离前后，移位超过干骺断面的 1/4，向前成角大 20°，外固定难于稳定骨折端的对位，如将上臂前屈大于 60°，可增加其稳定性。

（二）治疗

1. 手法复位外固定

用 1%～2%普鲁卡因血肿内麻醉。

伤员坐位或仰卧位，伤肢上臂外展前屈位。

经伤侧腋窝、胸壁及背侧用布带向健侧做对抗牵引，一助手将伤肢屈肘 90°，沿肱骨纵轴牵引。

术者用手向后按压远侧骨折端，一般可复位。复位后稍放松一点牵引，使骨折端互相抵紧。

用外展架及石膏固定，以维持骨折端的对位。

2. 切开复位内固定

手法整复失败或肱骨头已脱位者可行切开复位内固定术，手术复位操作并不困难，用肩部前内侧切口，暴露骨折端，这样容易得到满意的复位，用螺钉或克氏针内固定，缝合伤口，可以早期活动。一般仅用三角巾悬吊伤肢，不做特别的外固定。有可能发生肱骨头无菌性坏死。

3. 人工肩关节置换

年龄较大，骨质疏松较严重，并有肱骨头骨折粉碎严重的患者无法进行有效的固定，采用切开复位内固定术也很难达到足够的稳定性，不愈合、畸形愈合以及肱骨头缺血坏死等晚期并发症发生率较高。肱骨近端恢复血供是预骨头存活的关键。旋肱前动脉是肱骨头的主要供血动脉，进入骨内的分支称为弓形动脉，为整个肱骨头供血。旋肱后动脉只供应关节面后下方的一小部分。另外，通过肩袖附着点进入肱骨头的血管也非常重要（如图 3－7 所示）。因创伤骨折移位而损伤肱骨头供血动脉，可导致骨折不愈合以及肱骨头缺血坏死。

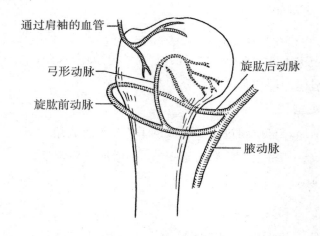

通过肩袖的血管

弓形动脉

旋肱前动脉

旋肱后动脉

腋动脉

图 3 - 7　肱骨头的血供

对这类患者来说，人工肩关节置换术是一种有效的治疗方法。人工肩关节置换绝大多数为肱骨头置换，一般不需进行关节盂置换。只有在合并肩关节退行性变、关节盂磨损或骨折、发育不良等特殊情况下，才考虑全肩置换。但是，对于年轻的患者，从长期随访结果来看，应用人工肩关节置换术治疗可显著改善患者的疼痛症状，并在一定程度上提高活动度。但进行评估时，却有接近一半的年轻患者对结果不满意。对年轻患者应用人工肩关节置换须十分谨慎，应尽可能进行切开或闭合复位、内固定的方法治疗，但骨折必须达到良好复位，若术中无法达到满意的复位，则改为人工肩关节置换。

四、肱骨外科颈骨折

肱骨外科颈位于解剖颈下 2 ~ 3cm，胸大肌止点以上，此处由骨松质向骨密质过渡且稍细，是解剖上的薄弱环节，骨折较为常见，各种年龄均可发生，老年人较多。肱骨外科颈骨折移位多较严重，局部出血较多，应特别注意。

（一）致伤原因与分型

此种骨折多为间接暴力所致，如跌倒时手或肘着地，暴力沿肱骨干向上传导冲击引起骨折；肩部外侧直接暴力亦可引起骨折。

1. 裂纹型骨折

裂纹型骨折多为直接暴力所致。

2. 外展型骨折

多为跌倒时上肢外展位所致，使骨折远侧段呈外展，近侧段相应内收，两骨折端向外成角移位，且常有两骨折端互相嵌插。

3. 内收型骨折

跌倒时一上肢内收位，使骨折远侧段内收，近侧段相应外展，两骨折端向内成角移位，两骨折端内侧常有互相嵌插。

4. 肱骨外科颈骨折合并肩关节前脱位

上肢外展外旋暴力导致肩关节前脱位，暴力继续作用，再引起肱骨外科颈骨折。

（二）诊断

根据伤员的受伤史、肩部疼痛、肩部活动加重疼痛、肱骨大结节周围压痛明显、肩部 X 线照片检查即可确诊，并可显示骨折的类型情况，以供治疗参考。

（三）治疗

肱骨外科颈骨折特别是严重的骨折，易发生粘连，导致肩关节活动受限甚至僵硬。因此在处理外科颈骨折的时候，准确的整复、牢靠的固定和尽可能早的功能锻炼是至关重要的措施。对无移位骨折，或 2、3 型轻度移位的骨折，不需整复骨折。特别是老年人的嵌插型骨折，只用三角巾悬吊伤肢，并加强功能锻炼即可。

1. 有移位骨折的手法复位外固定

对青壮年伤员，应使骨折移位整复满意。手法复位外固定的步骤如下：

用 1% ~3% 普鲁卡因局部血肿内麻醉。

伤员仰卧位或靠坐位，伤肢放于适中位置，即肩关节外展 90°、前屈 30° ~45°、外旋 45°、肘关节屈曲 90° 左右。

助手一手挽住伤者前臂屈曲肘关节 90°，使肱二头肌松弛，一手握住上前臂，缓慢牵引。同时，另一人用一布带绕过伤者腋窝并经胸前及背后向健侧牵引，作为对抗牵引，这样即可纠正成角及旋转移位，有助于手法整复骨折端的侧方移位。

2. 右侧肱骨外科颈外展型骨折手法复位

当助手将两骨折端逐渐牵引拉开时，术者立于伤侧与伤员面向一致，左手掌的尺侧压于两骨折端的内侧，右手掌的桡侧压于肱骨远端的外侧，两手对压即可纠正骨折端的外展移位；然后术者将内侧左手掌转压于两骨折的前侧，同时将外侧的右手掌转压于肱骨远端的后侧，两手对压即可纠正骨折端的向前成角移位。助手配合术者的手法动作，先将肱骨远侧段内收，再转向前侧屈曲。待骨折满意复位后，在术者两手压力未松时，助手先放松一些，同时将伤肢上臂向近侧端轻轻推撞，使两骨折端互相嵌压挤紧，以利于骨折端对位稳定。如老年伤员骨质疏松，两骨折端未嵌插或骨折端不稳定者，要求手法整复使骨折端变为稳定性骨折，这样有利于外固定治疗。

3. 右侧肱骨外科颈内收型骨折手法复位

当助手将两骨端牵引拉开时，术者右手掌的尺侧压于两骨折端的外侧，同时左手掌的桡侧压于肱骨远端的内侧，两手对压即可纠正肱骨外科颈骨折的内收移位；随即将右手掌转压于两骨折端的前侧，左手掌转压于肱骨远端的后侧，两手对压并使上臂向前屈，即可纠正两骨折端的向前成角移位。若老年人的非稳定性骨折，在术者手法复位放松压力之前，将上臂向上撞顶，使两骨折端嵌插或稳定，以利于外固定治疗。

4. 外固定治疗

在手法复位满意后，一般儿童及青壮年均可用外展架或肩穗形石膏进行加压塑形固定，以保证骨折端的正确对位。老年患者不宜采用外展架固定，可改用超肩关节石膏托或蘑菇头放腋下的小夹板外固定，并用三角巾悬吊伤肢治疗，一般都可获满意疗效。在伤员无痛苦的情况下，可积极开展全身及伤肢肘腕功能锻炼，以利于骨折愈合。

5. 合并肩关节前脱位的肱骨外科颈骨折

对于合并肩关节前脱位的肱骨外科颈骨折，上述手法复位无效，必须先整复患者肩关节前脱位，再整复骨折端的移位。强力牵引并不能使肱骨头复位。因此，要用轻巧牵引力顺肱骨方向牵引，加手法推压肱骨头使其复位，然后再整复肱骨外科颈骨折的移位。如手法复位失败，应行切开复位内固定治疗。

6. 切开复位内固定

对于骨折移位严重，骨折端不稳定，并有软组织嵌入其中，手法整复或外固定治疗失败者，或治疗时间较晚已不能用手法整复者，外固定不可靠，所需时间长，不能解决骨折端嵌入的软组织，有发生骨不连的可能，非手术治疗很难奏效。特别是青壮年，需要切开复位内固定治疗。

于高位臂丛麻醉下，患者仰卧位，伤肩垫高，自肩锁关节前下方沿锁骨外1/3 向内到三角肌和胸大肌之间，转向外下延伸，作弧形切口，长 12 ~ 14cm，切开皮肤、皮下组织和深筋膜，在三头肌和胸大肌之间分离，保护头静脉，将三角肌向外牵开、胸大肌向内牵开，显露肱二头肌长头肌，清除局部血块，即可查清两骨折端的位置和肱骨头脱位位置。助手两手持续牵引伤肢，协助术者进行肱骨头脱位或骨折端复位，用骨膜起子将骨折端复位，并将两骨折端互相抵紧，观察骨折端对位的稳定性情况，内固定的方法使用较多。可选用骨松质螺钉和加压螺钉固定。用螺钉内固定，由于近侧骨折端是骨松质，对于骨质疏松的患者，这种固定方法并不牢靠，容易造成螺丝钉滑脱；用钢板内固定，需要特殊的钢板，如 T 形钢板等，手术操作时注意避免对周围组织的较大创伤。

检查清洗伤口放置负压引流逐层缝合伤口，术后将伤肢用外展架固定于外展 60° ~ 70°、前屈 30° ~ 45°。术后在伤肢无痛苦的情况下，即可开始伤肢未固定部位的功能锻炼。1 ~ 2 天拔去负压引流，10 ~ 14 天拆除缝线，4 ~ 6 周拆除外展架，摄 X 线片检查骨折愈合情况。

第四节　肩部软组织损伤

一、肩袖损伤

肩部有内外两层肌肉，外层为三角肌；内层为由冈上肌、冈下肌、小圆肌及肩胛下肌的肌腱组成的肩袖，附着于肱骨大结节和解剖颈的边缘。肩袖可使肱骨头与肩胛盂紧密接触，稳定关节；当三角肌收缩时，有拮抗三角肌不使肱骨头拉向肩峰，并起杠杆的固定作用，协助肩关节进行外展及旋转。其中，冈上肌可外展及轻度外旋肱骨头；冈下肌和小圆肌使其外旋；肩胛下肌则具有内旋功能，故肩袖又称肩胛旋转袖。肩袖随着年龄的增长及肩部的劳损，逐渐发生退行性变化，故肩袖损伤多见于 40 岁以上的中年人。由严重外伤引起者，多为青壮年人，但较少见。

（一）致伤原因与分型

肩袖损伤多由间接暴力引起，一般为跌倒时用手撑地，或当用手臂外侧抵挡重物或重力时，突然内收引起，冈上肌腱从冈上窝转向肱骨大结节的角度最大，所承受的牵拉力亦最大，最易断裂。按损伤程度，肩袖损伤可分为部分撕裂和完全断裂两种，前者又分肩袖滑膜侧撕裂、肩袖滑囊侧撕裂等；后者亦可分为横行破裂及纵行破裂，同时伴有冈上肌腱的回缩及肩袖广泛撕脱情况。

（二）临床表现与诊断

大多数伤员有明显外伤，由于当时症状较轻，常被忽略，延误治疗，而逐渐造成疼痛及功能障碍；如受伤当时症状较重，肩关节顶部有局限性疼痛肿胀及压痛，有的还向三角肌附着点放射，个别伤员受伤当时还会听到撕裂声。肩部疼痛、肿胀会影响肩关节功能活动，无论是部分撕裂，还是完全断裂均有明显体征，部分撕裂无明显疼痛，外展肩关节 70°~120° 时，肩袖撕裂部分与肩峰下接触会产生疼痛，主动外展时不能对抗阻力，从而影响肩关节活动功能。完全断裂时，肱骨头的前外方可触及凹陷沟；肱骨大结节及肩袖破裂处有明显压痛；于肩关节外展 60°~120° 时，会有响声及疼痛加重，如肩关节外展超过 12°，疼痛反而减轻，主动外展活动明显受限，不超过 90° 时被动活动不受限制；被动外展超过 90° 时，可维持上肢升举位置，但如果上肢升举位下降至水平位时，会突然落于体侧。X 线照片检查显示，肱骨头与肩峰的距离变小，肩关节造影显示关节腔与三角肌下滑囊阴影相通，表示肩袖完全破裂。

（三）治疗

1. 部分撕裂

可用非手术疗法，预后较好。一般用外展架或肩人字石膏将肩关节外展 90°，前屈 30°~45°，外旋 30°~40°。固定 4~6 周除去固定，加强功能活动锻炼，并给予理疗和体疗。

2. 完全断裂

一般无自愈的机会，应及时手术治疗。如早期不易确定肩袖是否完全断裂，可先行非手术治疗 4~6 个月，以观察治疗情况，判断是否为完全断裂，检查如仍为完全断裂者，再行手术治疗。在局麻或全麻下，于肩峰顶部做 8cm 切口，切断三角肌前缘附着处，骨膜下剥离三角肌并向下翻转三角肌，显露并切除部分肩峰。分离并牵开三角肌，显露肩关节的前侧，检查肩袖破裂情况，然后将上臂外旋外展使裂隙接近，用褥式缝合。必要时将肱骨大结节钻孔，将肩袖及冈上肌的近侧断端外移，并缝合在肱骨大结节上，如缝合困难可用阔筋膜编织修补冈上肌腱，或将冈下肌腱一部分前移修补撕裂冈上肌腱处，或后侧用冈下肌腱部，前侧用肩胛下肌一部分，联合缝合修补冈上肌腱撕裂部分。术后用外展架或肩人字石膏将上肢上臂固定于外展、前屈及外旋位，6～8 周解除固定。加强伤肢功能活动锻炼，并辅以理疗和体疗。

二、肱二头肌长头腱断裂

因肱二头肌长头腱位于深层，断裂机会少，所以较为少见。

（一）致伤原因与分型

有急性外伤性断裂及慢性断裂两种，前者多由间接暴力引起，常合并肩关节的前脱位，或肱骨颈骨折，或上肢屈压、前臂旋后位，提拿重物，使二头肌处于紧张、收缩状态时，突然有暴力作用于前臂，即可引起断裂；后者因肱二头肌长头腱经过肱骨头部弯曲的角度较大，随着年龄的增长而退变，以及结节间沟的骨质增生和磨损，加之肌肉突然收缩的暴力而断裂，多见于 40 岁以上的中年人。肱二头肌长头腱断裂的部位多为肌腱穿出关节囊处，其次为肌腱肌腹结合部位。

（二）临床表现与诊断

急性外伤性断裂者，均有明显外伤史，会听到或感觉到断裂响声，肩部前侧剧痛，并由上臂前侧放射至肘部，如肌腱联合部不完全断裂，可摸到裂隙；如结节间沟部及肌腱联合部完全断裂，在上臂内侧下 1/3 处可见隆起的肌腹肿块，特别是在屈肘时，肿块更为明显，屈肘无力。急性者肌腱断端处多有明显压痛，慢性断裂者多无压痛，MRI 检查可提供明确诊断。

（三）治疗

老年人的陈旧性肱二头腱断裂多无明显功能障碍者，一般不需治疗。对有严重功能障碍者，一般不需治疗；对有严重功能障碍的青壮年，可早期手术治疗；肌腱的上1/3断裂，断裂平面在关节囊以下，可将断裂的远侧端缝合于喙突，将其近端缝合固定于结节间沟局部。如断裂在肌腱联合处，可行褥式缝合，有时需用阔筋膜修补外部。一般术后用外展架将肩关节固定于外展前屈位，肘关节屈曲90°位，3~4周拆除固定。

第五节　肱骨干骨折

一、概述

肱骨干骨折好发于骨干的中部，其次为下部，上部最少。中下1/3骨折易合并桡神经损伤，下1/3骨折易发生不连接。

（一）解剖与生理

肱骨干为一长管状骨，中段以上呈圆形，较粗，以下逐渐变细，至下1/3逐渐变成扁三角状，并稍向前倾。营养动脉在肱骨中段穿入，向远近两端分布，所以中段以下发生骨折，常因营养影响骨折愈合。肱动脉、肱静脉、正中神经及尺神经均在上臂内侧，沿肱二头肌内缘下行。桡神经自腋部发出后，在三角肌粗隆部自肱骨后侧沿桡神经沟，紧贴肱骨干，由内后向外前绕行向下，故当肱骨中下1/3交界处骨折时，易合并桡神经损伤。上臂有内侧和外侧两个肌间隔，前有肱二头肌、肱肌及喙肱肌；后有肱三头肌和桡神经。肱骨干有许多肌肉附着，三角肌止于肱骨干外侧的三角肌粗隆，胸大肌止于肱骨大结节嵴，背阔肌止于肱骨小结节嵴，以及肱骨前后的肱二头肌、肱三头肌、喙肱肌及肱肌等。

（二）致伤原因

1. 直接暴力

如打击伤、挤压伤或火器伤等，多发生于中1/3处，多为横形骨折、粉碎性骨折或开放性骨折，有时可发生多段骨折。

2. 传导暴力

如跌倒时手或肘着地，地面反击暴力向上传导，与跌倒时体重下压暴力相交于肱骨干某部，即发生斜形骨折或螺旋形骨折，多见于肱骨中下 1/3 处，此种骨折尖端易刺插于肌肉，影响手法复位。

3. 旋转暴力

如投掷手榴弹、标枪或翻腕赛扭转前臂时产生的暴力，会引起肱骨中下 1/3 交界处骨折。由旋转暴力引起的骨折多为典型螺旋形骨折。

（三）致伤机制

肱骨干骨折后，由于骨折部位肌肉附着点同暴力作用方向及上肢体位的关系不同，肱骨干骨折会有不同的移位情况。如骨折于三角肌止点以上者，近侧骨折端受到胸大肌、大圆肌和背阔肌的牵拉作用，向内侧移位；远侧骨折端因受三角肌的牵拉作用而向外上移位。如骨折于三角肌止点以下者，近侧骨折端因受三角肌和喙肱肌的牵拉作用，而向外向前移位；远侧骨折端受到肱二头肌和肱三头肌的牵拉作用，而发生向上重叠移位（如图 3-8 所示）。如骨折于下 1/3 部，由于伤员常将前臂悬吊胸前，容易引起远侧骨折端内旋移位。手法整复时要注意纠正。

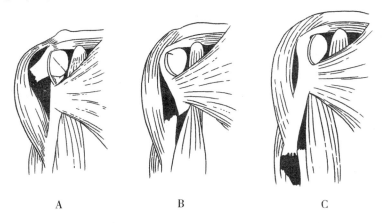

A   B   C

图 3-8　肱骨骨折部位与移位的关系

A. 骨折线在胸大肌肌腱附着点之上；B. 骨折线在胸大肌肌腱附着点之下；C. 骨折线在三角肌附着点之下

（四）临床表现与诊断

此种骨折均有明显外伤史，局部疼痛、肿胀明显，压痛剧烈和伤肢肢体有环形压痛，有上臂成角畸形，触摸有异常活动和骨擦音者，均可诊断为骨折。

摄 X 线片检查，不仅可以确诊骨折，还可明确骨折部位、类型及移位情况，供手法整复参考。如骨折合并桡神经损伤，会出现典型垂腕和伸拇及伸掌指关节功能丧失，第 1~2 掌骨间背侧皮肤感觉丧失，其治疗方案和预后均有不同。

（五）治疗

治疗方法主要是手术复位外固定和切开内固定。

二、手法复位外固定

按常规规定，先将手法复位用的工具器械、牵引和外固定用品准备齐全，助手及术者各立其位。

（一）麻醉

臂丛麻醉或 1%~2% 普鲁卡因血肿内麻醉。

（二）体位

伤员靠坐位或平卧位。伤肢放于适中位，即肩关节外展 90°，前屈 30°~45°，肘关节屈曲 90°，腕关节 0°。前臂旋后中间位。

（三）固定方法

1. 一般固定

用一布带经过伤侧腋窝，绕经胸前及背后向健侧牵引固定，作为对抗牵引，用一扩张木板撑开布带；助手一手将肘关节屈曲 90°，一手握住肱骨远端缓缓牵引伤肢，逐渐纠正骨折端重叠、成角及旋转移位。助手的人力牵引亦可改用上肢螺旋牵引架进行，牵引效果更好。

2. 侧方加压手法复位整复骨折的侧方移位

术者用两手掌分别抵压于移位的两侧骨折端，用力互相对压，即可整复骨折的移位。例如，三角肌止点以上骨折者，术者用两手掌分别抵压于近侧骨折端的内侧和远侧骨折端的外侧，两手互相对压，使骨折端复位；如三角肌止点以下（即肱骨中 1/3 处）骨折者，术者用两手掌分别抵压于近侧骨折端的前侧和远侧骨折端的后侧，两手互相对压，使骨折端复位；肱骨下 1/3 部位骨折移位者，术者用两手掌分别抵压于移位的两骨折端的两个侧方，互相对压，使骨折端复位。

骨折端复位后，助手将牵引力稍放松一些，使骨折端互相抵紧，以免再移位。再行外固定治疗。在骨折复位的过程中，如发现骨折端复位后有弹性样的再移位，或术者两手掌对压整复时，骨折端可以勉强对位，但两手稍放松时，骨折端又再移位，就应考虑到骨折端之间有软组织嵌入，可考虑切开复位内固定治疗。粉碎性骨折时，特别是肱骨中下 1/3 处的粉碎性骨折，易损伤桡神经，使用手法复位时要根据骨折片移位情况，在牵引和对抗牵引下进行稳准的手法复位。肱骨干骨折引起上臂严重肿胀，或在其他医院已行过手法复位者，不宜再行手法复位外固定者，最安全的办法是用尺骨鹰嘴克氏针持续牵引，使上臂肿胀消退，待上臂肿胀基本消退后，再行手法复位外固定治疗。

3. 外固定方法

在骨折端移位整复满意后，可行以下几种固定治疗：

（1）上肢石膏加外展架固定

骨折端复位后，在牵引情况下，用上肢石膏加压塑形固定，使骨折端不再移位，再用外展架固定。如为非稳定性骨折，在外展架上可行持续固定。

（2）U 形石膏或 O 形石膏固定

多用于稳定性中、下 1/3 骨折复位后，将石膏绷带做成长石膏条，使伤肢屈肘 90°。用石膏条绕过肘关节，经上臂前后侧交接于肩部，外用绷带包扎，加压塑形固定于骨折端，并用三角巾悬吊前臂。

（3）夹板固定

骨折端移位整复后，在牵引情况下用夹板固定，如骨折端仍有轻度侧方或成角移位者，或为防止骨折端再移位，均可用纸压垫加压矫正或维持骨折端的对位。纸压垫安放位置要遵循三点挤压力维持骨折端复位的原则，结合骨折端移位方向确定。肱骨干中 1/3 骨折用局部夹板固定；上 1/3 骨折用超肩关节的夹板固定；下 1/3 骨折用超肘关节的夹板固定。夹板固定后，再用一块木托板托起前臂，并用三角巾悬吊于胸前。

4. 功能锻炼

在伤员无痛苦时，开始伤肢未固定关节的功能锻炼活动，并加强全身的功能锻炼，使骨折按时愈合。

三、切开复位内固定

（一）适应证

1. 闭合性骨折

因骨折端之间嵌入软组织，或手法复位达不到功能复位的要求，或肱骨有多段骨折者。

2. 开放性骨折

受伤时间在 8 小时以内，经过彻底清创术，保证不会发生感染者。

3. 其他

同一肢有多处骨和关节损伤者，例如合并肩关节或肘关节脱位，或同侧前臂骨折者。

肱骨骨折合并血管或桡神经损伤，需要手术探查处理者。

（二）固定方法

1. 普通钢板螺丝钉固定

一般用于肱骨中 1/3 骨折，如横断骨折或短斜形骨折，最好采用 6 孔钢板螺丝钉固定。用普通 6 孔钢板内固定治疗肱骨干骨折，是一种传统的治疗方法，能维持肱骨干的对位对线，但对骨折端没有加压作用，骨折易发生分离和移动，同时术中应尽量避免广泛剥离组织和骨膜，避免破坏局部血供，影响骨折愈合。在中段骨折，易造成桡神经牵拉和压迫性损伤。术后要加用夹板或上肢石膏托外固定。

2. 加压钢板固定

使用方法及适应证与上同。加压钢板对骨折端有加压作用。断面接触紧密，特别是自动加压钢板，在上肢肌肉收缩和重力的作用下，其接触面更大更紧，自动加压钢板的螺帽与钢板孔边之间可以滑动而产生自动加压，钢板材料比较硬，能承受骨折的张力，起到了有效的固定作用，使骨折不易产生分离和移动，有利于骨折早期愈合，外固定可早期解除或不固定，避免因固定时间过长而引起肌肉萎缩无力、骨质疏松和关节功能障碍等问题。手术适应证合理选择，术中不广泛剥离组织和骨膜，避免牵拉桡神经时间过长，根据骨折类型和部位，术后给予合适外固定，可以减少并发症的发生。加压钢板优于普通钢板。

3. 交锁髓内钉固定

交锁髓内钉适用于中段及上段骨折、粉碎性骨折、多节段骨折以及病理性骨折治疗，通过闭合复位穿钉，不剥离组织和骨膜，对骨折端血供影响小，骨折愈合率高，感染率低。在生物力学上，交锁钉除了拉伸刚度与加压钢板接近，其抗轴向压缩、抗弯曲、抗扭转等性能均优于加压钢板，是一种比较稳固的内固定，完全能够满足患肢术后早期进行主动功能锻炼的需求。使用交锁钉治疗肱骨骨折，其医源性桡神经损伤发生率较低。顺行插钉时，交锁髓内钉插钉部位通常选择在大结节内侧，骨锥钻洞时必须穿透冈上肌腱及肩峰下滑膜囊，极有可能发生肩袖损伤，引起肩关节活动障碍、疼痛。顺行法适应于肱骨近中段骨折，逆行法适应于肱骨中远段骨折。

4. 锁定钢板固定

锁定钢板的特点与加压钢板类似，但由于锁定钢板固定对骨膜破坏少，对旋转控制强，所以愈合速度和质量均有一定程度的提高，带有瞄准器的锁定钢板可以进一步减少创伤，以及对骨膜的剥离，不再特别强调解剖复位。

5. 外固定支架技术

外固定技术的优点为创伤小，患者容易接受，住院时间短。但外固定支架技术的不足也非常明显，如骨不连和延迟愈合发生比例高，还会有针孔感染、神经损害的可能性，需要有经验的医师定期调整外固定支架。但对于软组织状况不佳的病例，外固定支架技术是良好的选择。

（三）手术步骤

1. 钢板螺丝钉内固定

在臂丛麻醉或全身麻醉下，患者仰卧位，伤侧肩部稍垫高，伤肢放于胸前，以骨折部位为中心，做上臂前外侧纵切口，长约8cm，切开皮肤、皮下组织及深筋膜，显露三角肌、肱二头肌和肱三头肌，并从肱二头肌和肱三头肌间隙纵行分开肌肉，显露骨折端，清除其间的血块，少剥离骨膜。中下1/3段骨折术中可显露并保护桡神经。骨折复位后，用6孔普通钢板或加压钢板螺丝内固定。按层缝合切口，使用普通钢板螺丝钉术，要加用夹板或上肢石膏托进行外固定。

2. 顺行交锁髓内钉

术前测量肱骨髓腔大小及尺度，选择合适的髓内钉。在臂丛麻痹或全身麻醉下，患者取仰卧位，患肢置于可透 X 线桌面，与 C 形臂 X 线机射线方向垂直。在肩峰中点前方纵向切开皮肤 2~3cm，纵行劈开三角肌，切开肩袖，骨锥穿刺于肱骨大结节内侧、肱骨大结节与肱骨头关节面边缘之间。插入导针，在C 形臂 X 线机辅助下闭合复位扩髓，扩髓时保持骨折复位，直至插入髓内钉。扩髓大小比实际所选髓内钉大 1mm，髓内钉远端止于尺骨鹰嘴上方 1~2cm，尾端埋入骨面 5mm。先锁定远端锁钉，应置于椭圆形孔最远端，这样有利于术后骨折间加压，促进骨折愈合。加压后再给予近端锁钉（如图 3-9 所示）。术后进行功能锻炼。用交锁钉治疗肱骨骨折，其医源性桡神经损伤发生率为 0%~3%。多数学者认为是术中手法复位操作不当引起的，建议轻柔操作，一旦复位，紧握骨折远端，在复位条件下插入导针，扩髓，置髓内钉，这样可防止桡神经损伤和术中骨折端粉碎。如遇粉碎性骨折，扩髓锉需达远端髓腔内后再扩髓。远端锁钉的操作注意避免肱动脉、正中神经和尺神经损伤。近端锁钉的操作要注意在安全区内，上臂近 1/3 有 90°的安全区，位于上臂近端后外侧象限，螺钉方向自后外向前内，避免过深。

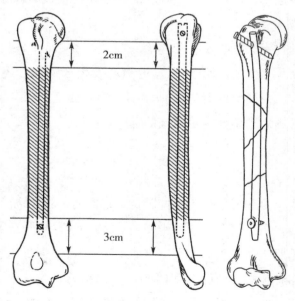

图 3-9　肱骨骨折交锁髓内钉顺行固定技术

3. 逆行交锁髓内钉

术前测量肱骨髓腔大小及长度，选择合适的髓内钉。在臂丛麻醉或全身麻醉下，患者取仰卧位，上肢外展，前臂自然下垂。患肢置于可透 X 线桌面，与 C 形臂 X 线机射线方向垂直。做肘后侧切口，于肱骨鹰嘴窝上方劈开肱三头肌长约 6cm，显露鹰嘴窝及其近侧肱骨。整复肱骨骨折后，于鹰嘴窝近侧 2.5cm 处钻孔，扩至 1cm 宽、2cm 长，注意肱骨下端骨质较硬，钻孔时较为困难。用空心扩髓器沿导针扩孔，将髓腔直径扩至大于髓内钉直径 1mm。通过导针测量髓内钉长度。插入髓内钉时尽量用手推入，在必要时轻柔捶击。髓内钉通过骨折线后立即矫正旋转移位，使大结节与外上髁在同一直线上，钉的近端距肱骨结节不应少于 2cm，远端不应深入髓腔 1cm，先锁定近端锁钉，加压后再给予近端锁钉，术中注意避免神经、血管损伤。缝合伤口，术后进行功能锻炼。

4. 螺丝钉（加压螺丝钉）固定

适用于长斜行或长螺旋形骨折。将骨折端复位，用 2 或 3 枚螺丝钉行内固定，术后必须加以有效的外固定，也可以作为组合技术的一个要素使用。

四、并发症处理

1. 神经损伤

以桡神经损伤最为常见，肱骨中下 1/3 骨折，易由骨折端的挤压或挫伤引起不完全性桡神经损伤，一般 2~3 个月，如无神经功能恢复表现，再行手术探查。在观察期间，将腕关节置于功能位，使用能够牵引手指伸直的活动支架，自行活动伤侧手指各关节，以防畸形或僵硬。肌电图检查可以提供有价值的信息。

2. 血管损伤

血管损伤在肱骨干骨折并发症中并不少见，一般肱动脉损伤不会引起肢体坏死，但会造成供血不足，所以仍应行手术修复血管。

3. 骨折不连接

在肱骨中下 1/3 骨折中常见到，骨折不愈合与损伤暴力、骨折的解剖位置及治疗方法有很大关系，创伤及反复多次的复位使骨折处的骨膜及周围软组织受到严重损害，骨折端软组织内的血管受到严重损伤，导致骨折修复所需的营养不足，从而影响骨折的愈合。骨折的解剖位置亦影响骨折的愈合，骨折线在三角肌止点以下，这类骨折仅用小夹板或石膏托外固定加颈腕吊带悬吊，长斜形及螺旋形骨折易缩短，横行及短斜形骨折则容易分离，这是需要多次复位的重要原因，亦是骨折不愈合的原因之一。

肱骨三段或多段骨折未能妥善处理，一般采用植骨加内固定治疗。内固定不正确、不牢固是切开复位病例失败的主要原因。骨折的愈合是一个连续不断的过程，在整个过程中，应没有不良应力的干扰，尤其是剪切及旋转应力，因此骨折端必须得到合理的固定。在正常的骨折愈合过程中，膜内骨化与软骨骨化是同时进行的，在不良应力的干扰下，膜内骨化与软骨骨化将会变得缓慢甚至终止，使骨折愈合延迟或不愈合。

4. 畸形愈合

肩关节的活动范围大，即便肱骨骨折有些成角、旋转或短缩畸形，也不大影响伤肢的活动功能，但如果肱骨骨折移位特别严重，达不到骨折功能复位的要求，就会严重影响上肢生物力学关系，使肩关节或肘关节发生损伤性关节炎，也会给伤员带来痛苦。因此对青壮年及少年伤员，在有条件治疗时，还是应该施行截骨术矫正畸形愈合。如果肱骨干骨折成角畸形明显，需要进行截骨矫正，截骨的部位选肱骨颈骨松质部为好，否则肱骨干骨折部截骨有可能产生骨不连；如肱骨颈骨折严重畸形，更应于肱骨颈部做截骨矫正治疗。

5. 肩、肘关节功能障碍

肩、肘关节功能障碍多见于老年伤员。因此，老年伤员要尽早进行肌肉、关节功能活动。若已经发生肩或肘关节功能障碍，更要加强其功能活动锻炼，并辅以理疗和体疗，以尽快恢复关节功能。

第六节　肱骨近端骨折

肱骨近端骨折是较常见的骨折之一，占全身骨折的 4% ~ 5%。AO 组织根据骨折线的部位用 A、B、C 来表示骨折的分类（关节外或关节内），使用 1、2、3 来表示骨折的严重程度（如图 3 - 10 所示）。科德曼提出了肱骨近端四个部分骨折的概念。内尔在其基础上，提出了肱骨骨折的四部分分型，这是目前使用得最多的临床分型系统。它是以骨折块的移位而不是骨折线的数量来进行划分的。如图 3 - 10 所示，内尔把肱骨近端分为四个部分：肱骨头、大结节、小结节和肱骨干。采用超过 1cm 或成角≥45°的标准，诊断几部分骨折。但要注意移位可能是一个持续的过程，临床上需要定期复查。内尔分型（如图 3－11 所示）对肱骨近端骨折的类型有相对严格的标准：如果骨折骨块或骨块涉及的区域移位＜1cm 或成角＜45°，就定义为 1 部分骨折；2 部分骨折是根据移位骨块来确定的；在 3 部分的骨折和骨折脱位中，由于力学平衡被打破，外科颈骨折块会发生旋转移位，骨折类型的命名仍旧根据移位结节的名称来确定；4 部分骨折分为外展嵌插型、典型的 4 部分骨折以及 4 部分骨折脱位。关节面的骨折分为头劈裂型和压缩型。

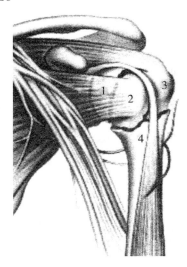

图 3－10　肱骨近端骨折的四部分

1 部分骨折（移位较小）没有骨块移位超过 1cm 或成角大于 45°。2 部分骨折是根据移位骨块来命名的，包括 2 部分解剖颈骨折、2 部分外科颈骨折（A 压缩，B 无压缩，C 粉碎）、2 部分大结节骨折、2 部分小结节骨折和 2 部分骨折脱位。3 部分骨折中有一个结节会产生移位，头部的骨折块则会产生不同方向的旋转，分为 3 部分大结节骨折、3 部分小结节骨折和 3 部分骨折脱位。4 部分骨折包括外展嵌插型 4 部分骨折、真正的 4 部分骨折和 4 部分骨折脱位。还有两种特殊类型的涉及关节面的骨折，关节面压缩和关节面劈裂。

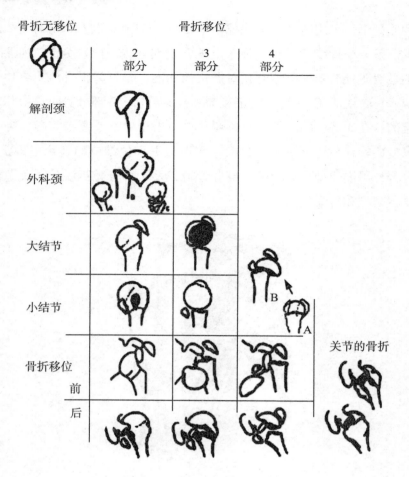

图 3 - 11　肱骨近端骨折 4 部分分型

一、1 部分骨折

80% 的肱骨近端骨折属于 1 部分骨折，骨折块有较好的软组织包裹，可以进行早期的锻炼。在 1 部分骨折中，肱骨头缺血坏死的发生率非常小。

二、2 部分的肱骨近端骨折

1. 肱骨外科颈骨折

2 部分外科颈骨折可以发生在任何年龄段。胸大肌是引起畸形的主要肌肉组织，由于肩袖组织的作用，关节面的骨块处于中立位。外科颈骨折还有三种临床亚型：压缩、无压缩以及粉碎。压缩类型的骨折：其成角的尖端往往朝前方，而对侧的骨膜常常是完整的。治疗这种类型的骨折，可以视患者的需要进行复位。无压缩类型的骨折：胸大肌牵拉肱骨干向前内侧移位，而肱骨头依旧处于中立位。这种骨折类型常常会引起腋动脉和臂丛神经的损伤。因此，闭合复位后还需要进行评判。对于粉碎类型骨折，骨干部的碎片部分可能会被胸大肌牵向内侧，肱骨头和结节部分的骨块处于中立位。由于外科颈处粉碎，稳定性较差，多需要手术治疗。有些人认为，移位不超过肱骨干直径的50%，成角小于45°，都可以采取非手术治疗。保守治疗是采用复位后颈腕悬吊的方法，固定肩关节 7～10 天。在固定期内，慢慢恢复手、腕、肘的功能。在 10 天后的随访中，重点是判断骨折端是否有连接的迹象。在 3 周或 4 周后，复查 X 线如果没有进一步移位迹象，可以开始进行辅助练习，6 周后开始主动锻炼。

若骨折成角＞45°、移位＞1cm 或超过肱骨干直径的50%的患者，或有神经血管损伤的患者，复位后不稳定或复位失败的患者，开放性的骨折的患者，以及多发性创伤的患者都需要采用手术治疗。

手术的方法大体包括闭合复位经皮固定和切开复位内固定两种。对于骨折，可以通过手法复位，但是不稳定的患者，可以考虑复位后，在 C 臂机的监视下，用克氏针进行固定。克氏针固定的优点是：创伤小，减少因组织剥离而产生的坏死；缺点是：会对周围血管神经结构产生威胁，后期克氏针可能会游走。在技术上，要求外侧克氏针的进针点要远离腋神经的前支，且要在三角肌的止点之上，避免损伤桡神经；前方的克氏针要避免损伤肌皮神经、头静脉和二头肌长头腱。而且要求患者的依从性要非常好，有利于手术之后的随访。如果在术中复位不理想，可以用2.5mm 或2.0mm 的克氏针，从大结节处钻入至肱骨头，把它作为把持物来帮助复位。然后，从肱骨干向肱骨头方向置入克氏针进行固定。

有研究表明，上下方向各2枚克氏针的固定，可以达到稳定的状态。术后，患者要制动3周，直到克氏针移除。在这段时间，要注意观察克氏针的情况，同时要注意有无局部皮肤受压和坏死出现。在取出克氏针前，只可进行手、肘的锻炼。取出克氏针后，可以在吊带保护下进行肩部钟摆样活动。之后的功能操练可以按照康复计划来进行。

　　存在骨质疏松的患者，外科颈骨折处粉碎的患者，依从性差的患者，有特殊运动要求的患者，可以直接切开复位。采用的手段如髓内钉、钢板、螺钉、钢丝、钢缆、非吸收的缝线等。在手术时要尽可能少地切除周围的软组织，以保护血供，这也是治疗的原则之一。

　　手术时通过三角肌、胸大肌间隙进入，首先要确定喙突和联合肌腱的位置，因为其内侧就是重要的神经血管。其次，要确定肱二头肌长头的位置，把它作为术中定位的标志。对于一些骨质疏松的患者，可以采用非吸收的缝线，把缝线穿过肌腱的止点和远端骨干上预先钻的孔进行固定。钢丝和钢缆虽然也能同样达到这样的固定目的，但是术后往往会产生肩峰下的撞击症。术后，在稳定的情况下，可以早期进行被动操练，主动活动开始于术后6周。

　　2. 肱骨大结节骨折

　　大结节的骨片会因冈上肌的牵引而向上移位，也会因冈下肌和小圆肌的牵引向后内侧移位。向上的移位，在正位片上很容易被发现。向后、向内的移位在腋路位上容易被发现。必要的时候，还可以做CT进一步检查。

　　大结节骨折移位超过1cm的患者，会留下永久性的残疾，而移位在0.5cm或更少的患者，预后则较好。但现在认为，年轻患者若移位>0.5cm，需行手术复位。目前认为大结节复位的效果会直接影响后期外展肌力和肩峰下撞击症的发生概率。早期积极修复远比不愈合再进行手术治疗的效果要好。

　　我们常常把着重点放在盂肱关节的脱位上，而忽略了大结节的骨折。有人进行过统计，在盂肱关节脱位的患者中，有7%～15%伴有大结节骨折。

　　大结节手术的方法有多种多样，可以使用克氏针、螺钉、钢丝、钢缆等。目前，有报道采用关节镜引导的经皮复位技术取得了早期良好的随访结果。也有报道采用关节镜技术治疗急性创伤性盂肱关节脱位合并大结节骨折的病例。许多人认为，对于骨折块比较小，有明显移位，以及骨块有回缩的病例，还是需要进行切开复位手术的。当结节较粉碎或存在较小的撕脱骨折，螺钉固定相当困难时，可以使用8字缝合技术。也有人认为，大结节的骨块越小，取得的治疗结果就越差。大结节骨折可以被看作是骨性肩袖的撕脱，采用一般的肩袖修补入口即可。当骨干部分发生骨折时，就需要采用三角肌、胸大肌间隙的入口。

康复：大结节骨折术后，如果稳定性良好，则可以立即进行被动的前屈、钟摆样运动和外旋训练。但是，主动运动需要等到 6 周后或影像学上出现早期愈合的表现才能进行。

3. 小结节骨折

2 部分的小结节骨折较少见，它通常伴有 2 或 3 部分的肱骨近端骨折或作为骨折脱位后的一部分。

X 线和 CT 扫描可以帮助诊断小结节骨折的大小及移位方式。在分析 X 线结果时，要和钙化性肌腱炎、骨性的 Bankart 进行鉴别。

小结节骨折的治疗包括手术和非手术治疗。对于影响结节间沟以及有二头肌脱位趋势的小结节骨折，都可以进行切开复位的手术治疗。有些人把 5 ~ 10mm 的移位作为标准，认为 > 1cm 的移位均应进行手术固定。采用的切口为三角肌胸大肌切口，在处理肩胛下肌和小结节时，要防止内侧的腋神经损伤或因手术引起的粘连。把骨块复位后，可以采用张力带、螺钉等固定方法。如果小结节骨片过小，无法确切固定的，则可以将之切除。但是，肩胛下肌需要与肱骨近端进行修复，保持肩袖组织的功能完整。

一般来说，术后被动外旋最多至中立位为止。术后 6 周，如果 X 线显示骨折有愈合迹象，则可以进行外旋45°，完全上举的动作。3 个月后，通过康复训练，力量可以完全恢复。

4. 解剖颈骨折

不伴有结节移位的孤立的解剖颈移位骨折罕见，但是这种骨折类型引起的不连接和缺血性坏死的风险又非常高。临床上如果发现此类骨折，就需要进行手术。对于年轻患者，在术中能够达到解剖复位的，可以采用钉板系统进行固定，螺钉固定在中央部及软骨下骨是最牢固的；对于年龄较大的患者或术中不能达到解剖复位的年轻患者，则需要进行半肩关节置换术。

三、3 部分的肱骨近端骨折

3 部分的骨折在肱骨近端骨折中占10%，老年人、骨质疏松患者的发病率较高。男性：女性 = 1 : 2。3 部分骨折的缺血坏死率为12% ~ 25%。在 3 部分大结节骨折中，肩胛下肌使肱骨头出现内旋；在 3 部分小结节骨折中，冈下肌使肱骨头外旋，胸大肌会使肱骨干内旋内收。有时，二头肌长头腱会嵌顿在骨折碎片间。对于 3 部分骨折无软组织嵌顿的，可以进行闭合复位，采取保守治疗。对于老年患者，不主张进行反复的闭合复位。因为其骨的质量较差，容易使骨片更加粉碎。而且，反复的手法复位会增加神经损伤和骨化性肌炎的发病率。如果患者对麻醉不耐受或者对肩关节功能预期值要求不高的高龄患者，则可以进行保守治疗。

3 部分不稳定的肱骨近端骨折，可选择手术治疗。切开复位内固定的优点在于相对保存原有关节的结构。与半肩置换相比，不存在后者的一些缺点，如：大结节分离、假体松动、神经损伤、肩胛盂的磨损、异位骨化以及深部感染等。而其缺点在于软组织的剥离增加了缺血坏死和骨不连的概率及内固定术后并发症的概率。对于老年粉碎性或骨质严重疏松的 3 部分骨折患者，可采用半肩关节置换术。

但是，在选择切开复位内固定治疗之前，要注意两方面的问题：骨的质量；肱骨头的状态。骨的质量包括骨质疏松及骨折粉碎的程度。

四、4 部分的肱骨近端骨折

对于 4 部分的肱骨近端骨折，老年人和骨质疏松患者的发病率相当高。

4 部分骨折可分为外展嵌插型、真正的 4 部分骨折和 4 部分骨折脱位。外展嵌插型骨折的特点是，由于骨折断端压缩，肱骨头嵌在大小结节骨折块内，由于胸大肌的牵引，骨干向内侧移位，使得肱骨头与骨干形成外展的状态。要特别注意这种嵌插骨折，因为它常常会变成真正的 4 部分骨折。所以，在移位较小的外展嵌插型 4 部分骨折的保守治疗期间，早期的随访相当重要。

对外展嵌插型骨折的治疗，如果关节的骨折块没有向外侧移位，就说明内侧的骨膜组织仍然是完整的，内侧的血供没有受到太大的破坏。对这种移位较小的骨折，可以采用保守治疗或切开复位内固定。

对肱骨近端真正 4 部分骨折的治疗，则首选假体置换手术。除非患者不能耐受手术或不同意手术，否则采用闭合复位的保守治疗。

五、骨折脱位

骨折脱位可以是 2 部分、3 部分以及 4 部分的。在临床处理上，一般先处理脱位，再进行骨折固定。对于 2 部分的骨折脱位，可以采用闭合或切开复位的方法。3 部分的骨折脱位在大多数情况下可以采用切开复位内固定，肱骨头周围没有或很少有软组织附着或老年骨质疏松患者，可以采用关节置换手术。4 部分的骨折脱位首选关节置换手术。

六、特殊类型的关节面骨折

这种类型的骨折包括关节面压缩和劈裂骨折。关节面压缩的骨折常常伴有肩关节的后脱位，治疗方法主要依据肱骨头缺损的范围。对于年轻人，缺损范围 <40% 的尽量采用内固定方法，关节面劈裂或压缩超过 40% 的通常要采用关节置换手术来治疗。

第四章　下肢损伤

第一节　股骨粗隆间骨折

一、病因

随着社会人口老龄化不断加剧，髋部骨折的发生率不断提高。Zain - Elab-dien 等人的研究表明，年龄与髋部骨折的发生率、骨折不稳定及粉碎程度具有明显的相关关系。目前诊断骨质疏松的主要方法有 X 线、双光子骨密度仪、定量 CT 等。其中，双光子骨密度仪应用较为普遍。

二、发病机制

多数患者的股骨粗隆间骨折为跌倒所致。由于患者多为老年人，其跌倒的原因与其原有疾病所引起的步态异常有关。如心脑疾病、视力听觉障碍、骨关节疾病等。此类患者中合并其他部位骨折的发生率为 7% ~ 15% ，常见有腕部、脊柱、肱骨近端及肋骨骨折。

高能量所致的股骨粗隆间骨折较为少见，多为机动车伤和高处坠落伤。其骨折类型多为逆粗隆间骨折或粗隆下骨折。Barquet 发现在此类患者合并同侧股骨干骨折的发生率为 15% 。如不注意则容易漏诊。

三、辅助检查

标准的正侧位 X 线片对正确诊断尤为重要。正位 X 线片应包括双侧髋关节。对于患侧，应施以轻度内旋牵引，以消除患肢外旋所导致的重叠影像，对骨折线方向、小粗隆是否累及、骨折粉碎和移位的程度做出正确判断。标准侧位 X 线片可显示后侧骨折块及其移位程度。健侧 X 线片可以帮助医生了解正常的股骨颈干角及骨质疏松情况，以正确选择治疗方法。多数情况下，普通 X 线足以诊断。

四、分型

股骨粗隆间骨折的分型很多，目前公认并应用的有以下 10 种：

Evan's classification——埃文斯分型

Boyd and Griffin's classification——博伊德和格里芬分型

Ramadier's classification——拉马第分型

Decoulx & Lavarde's classification——德库－拉瓦德尔分型

Endef's classification——恩德夫分型

Tronzo's classification——特朗佐分型

Jensen's classification——詹森分型

Deburge's classification——德伯格分型

Briot's classification——布里奥分型

AO classification——AO 分型

所有分型可归为两类：解剖学描述和提示预后。任何骨折分型只有应用简便、能指导治疗、提示预后才具有临床意义。就股骨粗隆间骨折分型而言，能够对骨折的稳定性及复位，固定之后骨折部位能否耐受生理应力作出判断尤为重要。目前，大家熟知且广泛应用的有 Evans 分型、Jensen 型、Boyd and Griffin 分型、Tronzo 分型和 AO 分型。

1. Boyd－Griffin 分型

博伊德和格里芬将股骨粗隆周围的所有骨折分为四型，其范围包括股骨颈关节囊外部分至小粗隆远端 5cm（如图 4 - 1 所示）。

（1） Ⅰ 型

骨折线自大粗隆沿粗隆间线至小粗隆。此型复位简单并容易维持。

（2） Ⅱ 型

粉碎骨折。主要骨折线位于粗隆间线，但骨皮质多发骨折。此型复位困难，因为同时存在冠状面骨折。

（3）Ⅲ型

此型基本上可认为是粗隆下骨折。骨折线自股骨干近端延至小粗隆，可伴有不同程度的粉碎。此类型骨折往往更难复位。

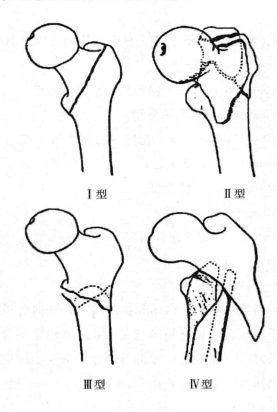

Ⅰ型   Ⅱ型

Ⅲ型   Ⅳ型

图 4 – 1 Boyd – Griffin 分型

（4）Ⅳ型

骨折自粗隆部至股骨近端，至少有两个平面的骨折。

Evan's 分型根据骨折线方向、大小粗隆是否累及和骨折是否移位，而将股骨粗隆间骨折分为六型。其中，1、2 型为稳定型，其余均为不稳定型。埃文斯的结论建立在保守治疗的结果的基础上。

詹森对 Evan's 分型进行了改进。基于大小粗隆是否受累及复位后骨折是否稳定，将其分为五型。其研究发现ⅠA（2 部分骨折无移位）、ⅠB（2 部分骨折有移位）94% 骨折复位后稳定。ⅡA（3 部分骨折，大粗隆骨折）33% 骨折复位后稳定。ⅡB（3 部分骨折，小粗隆骨折）21％骨折复位后稳定。Ⅲ（4 部分骨折，大粗隆骨折，小粗隆骨折）8％骨折复位后稳定。詹森指出，大小粗隆的粉碎程度与复位后骨折的稳定性成反比。

2. 改良 Evan's 分型

Ⅰ型：无移位顺粗隆骨折。

Ⅱ型：移位型顺粗隆骨折。

Ⅲ型：移位型顺粗隆骨折合并大粗隆骨折。

Ⅳ型：移位型顺粗隆骨折合并小粗隆骨折。

Ⅴ型：移位型顺粗隆骨折合并大、小粗隆骨折。

Ⅵ型：反粗隆骨折。

AO 将股骨粗隆间骨折纳入其整体骨折分型系统中，归为 A 类骨折。A1 为简单骨折，A2 为粉碎骨折，A3 为粗隆下骨折。每型根据骨折形态又分为三个亚型。AO 分型便于进行统计学分析，对股骨粗隆间骨折具有形态学描述，又可对预后做出判断，同时对内固定物的选择也有帮助。

3. AO 分型

AO 将股骨粗隆间骨折划分至股骨近端骨折 A 型。

（1）A1：股骨粗隆部简单骨折

①Ⅰ：沿粗隆间线骨折。

②Ⅱ：骨折线通过大粗隆。

③Ⅲ：骨折线向下至小粗隆。

（2）A2：股骨粗隆部粉碎骨折

①Ⅰ：有一块内侧骨块。

②Ⅱ：有数块内侧骨块。

③Ⅲ：骨折线向下至小粗隆远端 1cm。

（3）A3：股骨粗隆中部骨折

①Ⅰ：简单骨折，斜形。

②Ⅱ：简单骨折，横形。

③Ⅲ：粉碎骨折。

无论选择哪种分型，在术前对骨折的稳定性做出判断都十分重要。股骨粗隆间骨折稳定与否取决于两个因素：内侧弓的完整性（小粗隆是否累及）；后侧皮质的粉碎程度（大粗隆粉碎程度）。另外，逆粗隆间骨折非常不稳定。小粗隆骨折使内侧弓骨皮质缺损而失去力学支持，造成髋内翻。大粗隆骨折则进一步加重矢状面不稳定。其结果就是股骨头后倾。逆粗隆间骨折常发生骨折远端向内侧移位，如复位不良则会造成内固定在股骨头中切割。骨折的不稳定是内固定失用（弯曲、断裂、切割）的因素之一。

五、治疗

股骨粗隆间骨折多见于老年人，保守治疗带来的肢体制动和长期卧床使骨折并发症的发生概率大大增加。牵引治疗无法使骨折获得良好复位，骨折常常会出现短缩、髋内翻的畸形愈合状态，从而导致患者步态异常。因此，手术治疗、牢固固定是股骨粗隆间骨折的基本治疗原则。

1. 保守治疗

只在某些情况下考虑保守治疗。对于长期卧床肢体无法活动的患者，全身感染疾患的患者，手术切口部位皮肤损伤的患者，严重内科疾患无法耐受手术的患者，保守治疗更为安全。根据患者治疗后有无可能下地行走，保守治疗可以归为两类方法。对于根本无法行走的患者，无须牵引或短期皮牵引，止痛对症治疗，积极护理，防止皮肤压疮，鼓励尽早坐起。对于有希望下地行走的患者，骨牵引 8～12 周，力求骨折复位。定期拍 X 线片，对复位和牵引重量酌情进行调整。去除牵引后，尽快嘱患者进行功能练习及部分负重。骨折愈合满意后可行完全负重。

2. 手术治疗

手术治疗的目的是使骨折得以良好复位、牢固固定，使患者术后能够进行肢体活动及部分负重，从而尽快恢复功能。

骨折获得牢固固定取决于以下因素：骨骼质量；骨折类型；骨折复位质量；内固定物的设计；内固定物在骨骼中的置放位置。

3. 骨折复位

骨折的良好复位是下一步治疗的关键。如果复位不佳，无论选择哪种内固定材料都难以获得满意的固定。

对于稳定型骨折，轴向牵引，轻度外展内旋即可获得解剖复位。由于骨折端扣锁后完整的内侧弓可以提供稳定的力学支持，所以任何内固定物置入后均可得到牢固固定。

不稳定型骨折，难以达到完全解剖复位。强行将大、小粗隆解剖复位，只会加重手术创伤。另外，术后的解剖复位往往不易维持。Rao、Banzon 等人对一组 162 例不稳定型股骨粗隆间骨折均行解剖复位，结果 98% 的病例都发生了继发移位。目前多数学者主张，对不稳定型骨折，恢复股骨颈干的解剖关系即可，无须追求解剖复位。

近年来，治疗股骨粗隆间骨折的内固定材料不断发展更新，其中常用的标准内固定物可分为两类：滑动加压螺钉加侧方钢板，如 Richards 钉板、DHS（如图 4 - 2 所示）；髓内固定，如 Ender 针、带锁髓内针、Gamma 钉等。

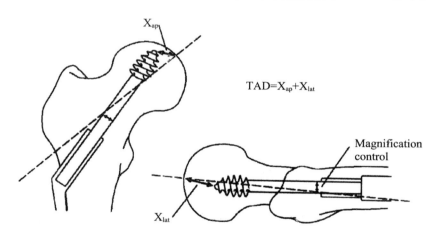

图 4 - 2　DHS

（1）滑动加压螺钉加侧方钢板固定

20 世纪 70 年代，滑动加压螺钉加侧方钢板应用于股骨粗隆间骨折的治疗。其基本原理是将加压螺钉插入股骨头颈部，以固定骨折近端，在其尾部套入一侧方钢板，以固定骨折远端。Sanstegard 等人对 Richards 钉板固定的研究表明，骨折固定后，大部分负荷由 Richards 钉板承担，而骨折部位承受负荷很小。另外，加压螺钉穿出股骨头、加压螺钉切割股骨头等情况极少发生。Gudler 等人对不稳定型股骨粗隆间骨折应用 Enders 针及加压螺钉加侧方钢板固定后进行了比较研究，发现后者的固定强度较前者高 5 倍。由于滑动加压螺钉加侧方钢板系统固定后，承受了大部分负荷直至骨折愈合；固定后股骨颈干角自然恢复，骨折端特别是骨距部分可产生加压力，目前已成为股骨粗隆间骨折的常用标准固定方法。

滑动加压螺钉加侧方钢板根据加压螺钉与加侧方钢板之间的角度不同，分为低位（130°、135°、140°）和高位（145°、150°）。低位钉板应用于大多数股骨粗隆间骨折，特别是稳定型骨折。术前应根据健侧 X 线片确定正常颈干角后，再选择相应角度的钉板。由于钉板置入后，骨折端会 沿加压螺钉滑动而产生动力加压，如钉板角度与解剖复位后的颈干角不一致，加压螺钉就会对骨折端滑动产生阻力而削弱动力加压作用。在某种情况下，需行外展截骨，以增加骨折端稳定性，此时应用高位钉板。

（2）髓内固定

目前常用的髓内固定可分为两类，股骨髁 – 股骨头髓内针和股骨头 – 髓腔髓内针。

① 股骨髁 – 股骨头髓内针：1950 年，Leizius 首先应用髓内针自股骨中段向股骨头穿入，以固定股骨粗隆间骨折。1964 年，Kuntcher 将其穿入点移至股骨内下侧。由于股骨内下侧皮质较薄，软组织覆盖少，因此更容易插入髓内针。1970 年，Enders 等人首先报道应用 3 根较细且更有弹性的髓内针治疗股骨粗隆间骨折。与 Kuntcher 髓内针相比，Enders 针更容易插入，提高了固定的稳定性，在 20 世纪 70 至 80 年代曾得到广泛应用。

Enders 针固定的优点：手术时间短，创伤小，出血量少；患者肢体功能恢复快；感染率低；骨折延缓愈合及不愈合率低。

Enders 针由于以上优点，在 20 世纪 70 至 80 年代曾得到广泛应用，但也暴露出一些缺点，比如：术后膝关节疼痛；髓内针脱出；髓内针穿出股骨头；术后外旋畸形愈合等。近年来，Enders 针的应用逐渐减少。

② 股骨头 – 髓腔髓内针：以股骨头髓腔髓内针固定股骨粗隆间骨折在近年来有很大发展，主要有 Gamma 钉、Russell – Tayler 重建钉、PFN 等。其特点是通过髓内针插入一螺栓至股骨头颈。其优点是：有固定角度的螺栓可使股骨颈干角完全恢复；能有效地防止旋转畸形；骨折闭合复位，髓内固定使骨折端干

扰减少，提高骨折愈合率；中心位髓内固定，内固定物所受弯曲应力较钢板减少，内固定物断裂发生率降低。目前，股骨头髓腔髓内针已逐渐成为股骨粗隆间骨折，特别是粉碎、不稳定型的首选固定方法。

对于股骨粗隆间骨折是采取髓内固定还是髓外固定，要酌情而定。一般认为，髓内固定对骨折端血供干扰小，手术创伤轻微，骨折愈合率高。近年来，多名学者对股骨粗隆间骨折髓内外固定进行了回顾性研究。特别是 Parker 的 2 472 例大样本，多中心统计结果显示，两种固定方式在骨折愈合、手术时间、术中出血量及并发症等方面没有显著差异。髓内固定手术操作要求较高。固定之前，骨折需获得良好复位。在某种情况下只有外展位才能获得复位，而在此位置髓内针则无法打入。另外，髓内针操作技术的学习曲线较长。目前普遍认为，对于稳定型股骨粗隆间骨折，髓外固定即可；而对于不稳定型股骨粗隆间骨折，特别是反粗隆间骨折，由于髓内针属中心位固定而具有很好的抗弯能力，应作为首选。

（3）外固定支架

外固定支架治疗股骨粗隆间骨折时有报道。其优点是手术操作简便，创伤轻微。缺点是术后活动不方便，应严格进行针道护理。主要应用于严重多发创伤及老年体弱多病、无法耐受内固定手术的患者。

（4）人工关节置换

主要应用于严重粉碎股骨粗隆间骨折并伴有严重骨质疏松的患者。其目的在于减少卧床时间，早期下地，部分或全部负重。由于股骨粗隆间骨折常累及股骨矩，使得人工关节置换后的稳定性降低，因此适应证的选择非常严格。

第二节　股骨大粗隆骨折、小粗隆骨折

单纯的股骨大粗隆骨折非常少见，多发生于小儿及 7～17 岁少年的大粗隆骨骺分离。此类多为撕脱骨折，骨折块分离较明显，最多可达 6cm。成年人也会出现大粗隆粉碎骨折，常为直接暴力所致。大粗隆一部分骨折，骨折块常向后上方移位。

股骨大粗隆骨折后，患者表现为局部疼痛及屈髋畸形，X 线即可确诊。

由于粗隆部骨折绝大多数可很好地愈合，因此治疗的目的是骨折愈合后，恢复髋关节的功能。

有三种治疗方法：患髋外展牵引6周；无牵引，卧床休息至局部症状消失4~6周后，开始练习负重；Armstrong及Watson-Jones主张切开复位内固定，主要针对明显移位的骨折。

由于绝大多数股骨大粗隆骨折预后良好，所以较多采取保守治疗。在某些情况下，年轻患者中大粗隆移位较多者，可考虑切开复位内固定，以恢复外展肌功能。内固定多采用松质骨螺钉或钢丝。术后在扶拐保护下可部分负重3~4周，之后视愈合情况完全负重。

单纯股骨小粗隆撕脱骨折主要见于儿童及少年。85%的患者不超过20岁，12~16岁为高发年龄。老年人中的单纯股骨小粗隆骨折常继发于骨质疏松。由于小粗隆骨局部疏松，无法抵抗髂腰肌牵拉力而至撕脱骨折。患者常表现为股三角部疼痛及屈髋畸形。患者处于坐位时不能主动屈髋，大多数情况下卧床休息，对症处理。数周后症状消失即可负重。在骨折块分离十分明显时，可酌情考虑切开复位。

第三节　股骨粗隆下骨折

股骨粗隆下骨折是指自股骨小粗隆至股骨干中段与近端交界处，即骨髓腔最狭窄处之间部位的骨折。股骨粗隆下骨折发生率占髋部骨折的10%~34%，多发生在20~40岁及60岁以上。老年组骨折多为低能量创伤所致。年轻组骨折多由高能量损伤所致，常合并其他骨折和损伤。由于股骨粗隆下生理应力分布的特点，手术治疗有较高的骨折不愈合及内固定物失用率。骨折发生后，在肌肉的牵拉下，股骨干发生短缩、外旋、畸形，股骨头颈外展、后倾。因此，股骨粗隆下骨折的治疗目的，是恢复股骨干的内收、短缩、外旋，纠正股骨头颈外展、后倾、外旋，恢复髋关节内收肌的张力，从而恢复机体功能。因此，对股骨粗隆下部位生物力学特点的了解，对骨折类型的分析，对适应证的认识，以及各类内固定物的应用，会影响治疗效果。

一、生物力学特点

在负重的情况下，股骨粗隆下部分除了承受轴向负荷，还受到了来自偏心位置的股骨头颈所传导的弯曲应力。在弯曲应力作用下，股骨粗隆下内侧承受压力而外侧承受张力，压力大于张力。外侧承受的张力比压力约小20%。这种应力分布的不均衡状态直接影响骨折复位后的稳定性，以及内固定物上所承受的负荷。如果骨折端内侧粉碎或缺损，复位后稳定程度下降，内固定物所承受的弯曲负荷加大，常会造成骨折不愈合，并导致内固定物断裂。因此，在骨折复位时，应尽可能恢复内侧骨皮质的完整性。在骨折端内侧粉碎缺损的情况下，应考虑一期植骨，尽快恢复内侧的完整。因此，对股骨粗隆下部位应力分布的认识，以及对骨折类型的分析，直接影响内固定物的选择、术中及术后处理。其基本原则是获得骨折复位及固定的稳定。

影响骨折复位及固定稳定性的有三个主要因素：骨折粉碎程度；骨折部位；骨折类型。

1. 骨折粉碎程度

对于简单骨折，如横断形骨折或短斜形骨折，较易解剖复位，通过加压钢板的轴向加压作用，骨折端易获得牢固固定。在生理负荷下，骨折端之间几乎没有活动，内固定物承受的应力相对较小。在粉碎骨折或内侧缺损情况下，难以达到解剖复位。骨骼结构的稳定性无法保持，生理应力几乎全部被内固定物承担。因此，常会发生内固定失败。过重的负荷会使内固定物脱出或断裂，继而发生骨折不愈合或畸形愈合。

2. 骨折部位

骨折部位可分为"高位"和"低位"。所谓"高位"骨折即小粗隆水平的骨折，"低位"骨折即股骨干近端与中段交界处附近的骨折。越靠近小粗隆的骨折，其近端弯曲应力力臂越短，骨折处的弯曲力矩越小。

3. 骨折类型

内固定物的选择取决于骨折的类型。对于横断或短斜形骨折，常选用加压钢板或传统髓内针；对于长斜形骨折，可考虑应用拉力螺钉行骨折块间加压，并以中和钢板保护；对于粉碎骨折，则应选择髓内固定。

二、分型

1. Fieldling 分型

Fieldling 根据骨折发生的部位，将股骨粗隆下骨折分为三型（如图 4 − 3 所示）。

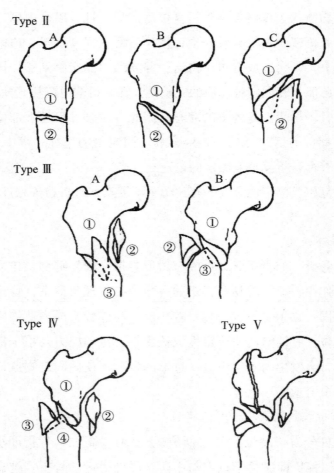

图 4 − 3　Fieldling 分型

1 型：位于小粗隆水平。

2 型：位于小粗隆下 2.5 ~ 5cm。

3 型：位于小粗隆下 5 ~ 7.5cm。

该分型主要适用于横断骨折。而斜形或粉碎骨折则要根据主要骨折部位的位置来确定。一般来说，高位的骨折愈合率优于低位骨折。

2. Seinsheimer 分型

Seinsheimer 根据骨折块的数目、骨折线的形态和位置，将股骨粗隆下骨折分为五型。

Ⅰ型：无移位骨折或移位 < 2mm。

Ⅱ型：2 部分骨折。

Ⅱa 型：横断骨折。

Ⅱb 型：螺旋骨折，小粗隆与近端骨折块连续。

Ⅱc 型：螺旋骨折，小粗隆与远端骨折块连续。

Ⅲ型：3 部分骨折

Ⅲa 型：3 部分螺旋骨折，小粗隆为单独的一部分。

Ⅲb 型：3 部分螺旋骨折，其中一部分为一单独的蝶形骨块。

Ⅳ型：4 部分以上粉碎骨折。

Ⅴ型：粗隆下合并粗隆间骨折。

3. AO 分型（如图 4 - 4 所示）

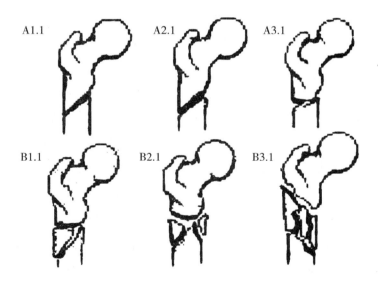

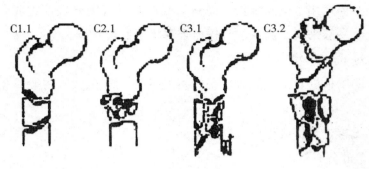

图 4 – 4　AO 分型

A 型：简单骨折，横断或短斜形。

B 型：粉碎骨折、内侧或外侧有一蝶形骨块。

C 型：严重粉碎骨折，骨皮质缺损。

三、治疗

　　股骨粗隆下骨折的治疗可分为保守治疗和手术治疗。常用的保守治疗方法是对患肢施行股骨髁上牵引。股骨近端均包绕着强大的肌群，骨折发生后，骨折端受肌肉牵引而出现明显畸形。骨折近端在内收肌、外旋肌及髂腰肌作用下呈屈曲、内收、外旋。骨折远端在外展肌作用下呈外展、在重力作用下轻度外旋。在所有肌肉收缩作用下，骨折端明显出现短缩、畸形。牵引治疗可以控制短缩，但难以矫正其他畸形。另外，牵引时患肢需置于 90°/90°体位（屈髋 90°屈膝 90°）。这对成人来说很不易维持。牵引治疗无法减小明显移位的骨折的骨折间隙，从而延长愈合时间。由于留有畸形，所以骨折愈合后，患者常存在一定症状，主要是臀肌步态和大腿前侧疼痛。骨折近端外展畸形会使大粗隆顶点上移，髋关节外展肌松弛，就会造成臀肌步态。骨折近端的屈曲则是大腿前侧疼痛的主要原因。Waddell 报道，非手术治疗股骨粗隆下骨折，满意率只有36%。所以，目前认为手术治疗是治疗股骨粗隆下骨折的主要方法。

　　手术治疗的目的：① 解剖复位或纠正所有畸形。② 牢固内固定。

　　用于固定股骨粗隆下骨折的内固定材料很多，可归纳为两类：① 髓内固定。② 钢板螺钉固定。髓内固定主要有 Enders 钉、传统髓内针、Ziclcel 钉、Russell – Taylor 重建钉等。钢板螺钉类主要有角钢板、髋关节加压螺钉、髁加压螺钉（DCS）等。各内固定材料均有其特点和适应证。

1. Enders 钉

20 世纪 70 至 80 年代，许多医师使用 Enders 钉治疗股骨粗隆下骨折，但 Enders 钉固定强度较弱，其结果不甚满意。Pankovich 等人应用 Enders 钉的结果显示：愈合率100%，但由于畸形需要再手术者达30%。对于稳定型骨折（横断及蝶形型），Enders 钉不足以控制旋转、成角及短缩。术后需加牵引维持 3～6 周，这限制了肢体活动，从而减慢了肢体的功能恢复速度。目前，除特殊情况外，很少使用 Enders 钉。

2. 传统髓内针

髓内针固定的牢固程度主要取决于髓内针与骨髓腔之间接触的长度。股骨粗隆下骨折的近端，髓腔宽大，至髓腔狭窄部逐渐变窄，再向远端又逐渐增宽。只有髓腔最窄处与髓内针相接触。年轻的患者，由于其骨松质密度较大，传统髓内针在股骨髓腔内有较强的把持作用。而老年人，由于其骨密度下降，髓内针在较宽的髓腔内把执作用比较弱，常导致骨折端内翻及复发短缩。因此，传统髓内针固定仅适用于年轻患者。

3. 钢板螺钉

使用一般直钢板来固定股骨粗隆下骨折非常困难。螺钉只能横行穿过钢板，骨折近端的固定力臂太短，无法施行牢固固定。这时就可以使用钢板螺钉。其特点是螺钉或钢板的一端经股骨颈插入股骨头中，这样便可使骨折近端得到充分固定。此类内固定物在钢板与股骨头颈固定螺钉之间有一固定的角度。目前，常用的钢板螺钉固定材料可分为两类：① 滑动加压螺钉（Richards 钉、DHS 等）。② 角钢板。

滑动加压螺钉的优点是：由于加压滑动螺钉为中空结构，术中先用导针定位，位置满意后再将螺钉穿过导针，拧入股骨头颈。手术操作简易。对于粉碎骨折不易复位者，可先行拧入滑动加压螺钉，之后再与钢板套管连接，钢板固定后骨折即已复位。骨折远端至少需要四枚螺钉固定。对于不稳定型骨折，股骨头颈部加压螺钉不能很好地控制旋转，因此常需再加一枚拉力螺钉来加强固定。对于高位股骨粗隆下骨折，近年来多使用髁加压螺钉（DCS）固定。由于 DCS 角度为95°，入点较高，可通过钢板拧入 1～2 枚拉力螺钉至骨矩部位，其固定牢固程度大大提高。

角度钢板也是常用的内固定材料。根据骨折部位的高低，可选 90°或 130° 角度钢板。角度钢板在股骨头颈中的部分呈铲状，较螺钉能较好地控制旋转。但铲状部分插入股骨头颈的操作较复杂，需准确定位。另外，插入前骨窗需充分开大，否则入点部分将会劈裂。由于角度钢板为偏心位固定，与 Richards 钉、DHS 相比，固定后角度钢板所承受的弯曲应力更大。根据骨折复位后的稳定程度，常需在钢板对侧植骨，以尽快恢复钢板对侧骨骼的连续性，减少钢板疲劳断裂的发生。

4. 带锁髓内针

近年来，带锁髓内针日益普遍地应用于股骨粗隆下骨折治疗。其优点在于：闭合复位下操作手术创伤小，对骨折端环境干扰小，由于中心位固定，具有良好的抗弯曲应力强度。

常用的标准带锁髓内针有 Zickel 钉、Russell – Taylor 重建钉等。Zickel 钉插入股骨头颈部位为三叶状，通过钉杆近端孔插入并与钉杆锁定。三叶钉与钉杆之间角度固定，故可有效地防止内翻畸形的发生。但 Zickel 钉只有近端锁定，无法阻止严重粉碎的股骨粗隆下骨折的短缩。

Russell – Taylor 重建钉在近端及远端均可锁定。通过近端锁定孔，可向股骨头颈拧入 2 枚拉力螺钉，通过远端锁定孔可行入 1 ~ 2 枚全螺纹螺钉，这样能有效地防止短缩，并能很好地控制旋转。改进型 Russell – Taylor 重建钉（R – T Delta 钉）直径较小，可用于髓腔较小或严重粉碎骨折的患者。Klemm 等人曾提出应用带锁髓内针的基本原则：对于稳定型骨折，可用非锁式髓内针，即远近端均不锁定；位于髓腔狭窄处近端的骨折，可仅在近端锁定；位于髓腔狭窄处远端的骨折，需行远端锁定。

目前认为影响骨折愈合的因素有：早期骨折端血肿，骨膜血供，周围软组织血运，力学环境，骨折端微动。过去一味强调切开复位，以求解剖复位，牢固内固定的代价是破坏周围软组织血运，其结果往往是骨折不愈合。股骨粗隆下骨折不愈合率较高，进而发生内固定失效。因此，保护血运以保证骨折愈合是治疗的关键。对于股骨粗隆下骨折，间接复位、髓内固定目前被认为是治疗的首选。

四、术后处理

无论应用以上何种内固定材料进行固定，原则上术后第 2 天可容许患者进行患肢练习并离床进行扶拐活动。术后数日内患者应尽量不采取坐位，因此时髋部及腹股沟部分软组织肿胀，坐位影响静脉回流，有可能导致静脉血栓。患者离床后，患肢可否部分负重要根据骨折类型及内固定情况而定。稳定型骨折并予牢固固定者可准许 10～15kg 部分负重。不稳定型骨折应在 X 线显示骨折端有骨痂连接后开始部分负重。对于应用带锁髓内针固定的不稳定型骨折，有人主张在连续骨痂出现后将髓内针取出，以恢复骨骼的负重。否则，锁定螺钉在长期负荷下会发生疲劳断裂。

第四节　股骨干骨折

一、概述

股骨是体内最大的管状骨，周围有丰厚的肌肉包围。发育过程中，股骨形成前凸，内侧承受压力，外侧承受张力。股骨干骨折包括发生在小转子远端 5cm 至内收肌结节近端 5cm 范围内的骨折。

大腿部肌群可分前、内、后为三个间室，前间室包含股四头肌、髂腰肌、缝匠肌及耻骨肌、股动脉及股静脉、股神经及股外侧皮神经；内侧间室包含股薄肌、长收肌、短收肌、大收肌、闭孔外肌、闭孔动静脉、闭孔神经及股深动脉；后侧间室包含股二头肌、半腱肌、半膜肌、部分大收肌、坐骨神经、股深动脉分支及股后皮神经。与小腿相比，大腿部筋膜间室容积大，筋膜间室综合征的发生率低，但间室内出血可导致压力升高，深部血管供血减少。

股骨干骨折后骨折端受到不同肌群的作用会发生移位，这些肌群包括外展肌、内收肌、髂腰肌、腓肠肌及阔筋膜张肌。外展肌包括臀中、小肌，止于大转子，转子下骨折或近端股骨干骨折时，会牵拉骨折近端外展；髂腰肌止于小转子，其作用会使骨折近端屈曲外旋；内收肌通过牵拉骨折远端会造成内翻短缩畸形；腓肠肌作用于骨折远端会使其向后方旋转屈曲；阔筋膜张肌作用于股骨外侧，会对抗内收肌的内翻应力。

供应股骨干的血管来自股深动脉，从近端后侧骨嵴进入髓腔分支供应皮质内2/3，骨膜血管同样自后侧骨嵴进入，供应皮质外1/3。股骨干骨折会导致髓内血管损伤，骨膜血管增生，成为促进骨折愈合的主要营养血管，骨折愈合后，髓内血管重建恢复供血。股骨血管不过度损伤则股骨干骨折一般能顺利愈合，手术时应避免过度分离骨膜，特别是后侧骨嵴及肌间隔附着处。

二、发病机制

成年人的骨折多是高能创伤，多继发于交通事故、高处坠落、重物砸伤及枪击伤。此外，当骨质发生改变时，轻微外伤也可造成病理骨折；军人或长跑运动员可发生应力骨折，多发生于股骨近端或中段。

三、临床表现

股骨干骨折多由严重的暴力引起，骨折后出现局部剧烈疼痛、肿胀、畸形及肢体活动受限，结合 X 线检查，诊断一般不困难。对于清醒的患者，疼痛和畸形通常很明显，在早期外科医生会注意到软组织肿胀。对于意识不清的患者，股骨骨折也会出现局部畸形和肿胀。这些通常比较明显，但是对意识不清的患者，必须考虑股骨干骨折的可能性，尤其对于车祸伤者或者高处坠落伤者。对于所有意识不清患者，要按照常规进行系统检查，应该仔细检查股骨。

由于股骨干周围有丰富的肌肉，其后侧有股深动脉穿支通过，骨折后会大量出血，最多可达 2 000mL，检查时肿胀可能会不明显，这样会使医生对失血量估计不足，加之骨折的剧痛，容易出现休克。股骨干骨折患者在急诊室应进行血压、脉搏检测，并常规进行输液处理，血压稳定后方可进行手术或住院治疗。

骨折常由高能暴力引起，在检查股骨干骨折的同时，应注意身体其他部位是否合并有损伤。首先排除头颅、胸、腹可危及生命的重要内脏器官的损伤，然后排除其他肢体的损伤。诊断股骨干骨折的 X 线片应包括髋关节及膝关节。股骨干骨折常合并其他损伤，据统计合并其他部位损伤的病例可占全部病例的5%～15%，合并伤包括全身多系统创伤、脊柱骨盆及同侧肢体损伤。

股骨干骨折后，局部会形成血肿，髓腔开放，周围静脉破裂。在搬运过程中不能很好制动，髓内脂肪很容易进入破裂的静脉，因而股骨干骨折后出现脂肪栓塞综合征的可能性很大。在骨折早期，要进行血气监测，血氧分压进行性下降应高度警惕脂肪栓塞综合征的发生。骨股骨干骨折的患者，应将血气分析作为常规的检测指标。

合并神经血管损伤并不多见，但应认真、仔细地对末梢的血供、感觉、运动进行检查，并做详细记录。在极少数病例中，股骨干骨折后当时足背动脉搏动好，但在24小时内搏动减弱至消失，手术探查会发现血管内膜损伤，导致动脉血栓形成。

四、治疗

股骨干骨折是危及生命及肢体的严重损伤。因此，在治疗股骨干骨折时，首先要处理危及生命的严重损伤，然后再考虑肢体的损伤。应根据患者的年龄、全身健康状况、骨折的类型、医院的设备、医师的技术水平等综合因素做出适当的选择，治疗方法有牵引、外固定及内固定三种方法。

1. 牵引

牵引是一种传统的治疗方法，可分为皮牵引和骨牵引，配合使用各种支架。牵引可使下肢在大体上恢复肢体轴线，但不能有效控制旋转及成角畸形，另外需要长时间卧床，并可带来多种并发症。目前，除儿童及部分患者不允许手术治疗外，较少采用牵引治疗，牵引仅作为术前的准备。

（1）悬吊皮牵引

一般3～4岁以下儿童采用，将双下肢用皮肤牵引，双腿同时向上通过滑轮进行牵引，调节牵引重量至臀部稍稍离开床面，以身体重量作为对抗牵引。3～4周时，X线检查见有骨痂生长后，可去除牵引。由于儿童骨骼的愈合及塑形能力强，牵引维持股骨干的骨折对线即可，即使有1～2cm的重叠和轻度的与股骨干弧度一致的向前、向外成角畸形，在生长过程中也可纠正，但要严格控制旋转畸形。

（2）骨牵引

目前主要应用于骨折固定术前的临时制动，也适用于身体虚弱不能耐受手术的患者。牵引的目的是恢复股骨长度，限制旋转和成角。牵引部位可在股骨髁上或胫骨结节上，在股骨髁上牵引容易造成膝关节僵硬，膝关节韧带损伤则不能行胫骨结节牵引。有报道称骨牵引的骨折愈合率可达97%～100%，但会引发膝关节僵硬、肢体短缩、住院时间长呼吸系统及皮肤疾患，还会发生畸形愈合。

2. 外固定

股骨干骨折有大范围污染的严重开放性骨折、感染后骨不连、部分合并有血管损伤的骨折及在患者全身情况不允许固定时，可以应用外固定器对骨折进行临时固定。安装时，固定针尽可能接近骨折端，连接杆尽可能接近股骨。根据骨折类型，固定杆可安装在外侧或前侧。使用外固定架治疗股骨干骨折，最常出现的并发症是固定不牢固，因此外固定器不作为常规使用。

3. 内固定

（1）髓内针固定

最理想的治疗方法是闭合复位髓内钉固定。内置物位于股骨中央，承受的张力和剪力小；手术创伤小，感染率低，股四头肌瘢痕少，患者可早期活动，骨折愈合快，再骨折发生率低。扩髓的交锁髓内针固定是目前最好的方法，愈合率达98%，感染率低于1%。股骨干骨折合并肺损伤时，是否使用扩髓交锁髓内针固定还存在争论，理论上扩髓可造成脂肪栓塞。非扩髓交锁髓内针可用于Ⅰ度、Ⅱ度ⅢA开放性骨折。交锁螺钉的强度不足以承受全部体重，因此完全负重要等到骨折端至少3面骨皮质出现连续骨痂。

常用于股骨干骨折的交锁髓内针为顺行交锁髓内针，进针点为梨状肌窝或大粗隆尖部，适用于成年人小转子下方到膝关节面上方6～8cm的股骨干骨折；对于肥胖患者，顺行进针较困难时，可选用逆行交锁髓内针。

尽管髓内钉固定可广泛地用于绝大部分股骨干骨折，但对于特殊的特别是波及远近侧干骺端骨折及严重污染的开放性骨折，建议采用其他方法。

（2）钢板内固定

与髓内钉固定相比，钢板在治疗股骨干骨折时有明显的缺点，钢板为偏心固定，与负重轴之间的距离比髓内钉固定要长1～2cm，在负重时，钢板要承受比髓内钉更大的弯曲负荷。因此用钢板固定骨折，不能早期负重。在负重时，骨骼的近端负荷通过近段螺钉到钢板，再经远段螺钉到远段骨骼，在钢板固定下骨折部形成应力遮挡。采用钢板固定骨折时，需要切开复位，这样会剥离骨膜，同时也要清理骨折端的血肿。骨膜的剥离及血肿清理均会使骨折延迟愈合。

在应用动力加压钢板固定时，应遵循 AO 技术原则，尽量减少剥离骨膜，将骨折解剖复位。对于大的蝶形骨块，以拉力螺钉进行固定，将钢板置于张力侧，即股骨干的后外侧。钢板对侧有骨缺损时，必须植骨。

钢板内固定适应证：① 生长发育中儿童股骨干骨折，钢板内固定不通过骨骺线，不会影响骨的生长发育。② 合并有血管损伤需要修复的骨折，在局部骨折采用钢板固定后，进行血管的修复。③ 多发骨折，尤其是合并有头颅和胸部损伤患者，患者体位难以进行髓内钉固定。④ 髓腔过度狭窄及骨干发育畸形不适合髓内钉固定。

五、特殊类型股骨干骨折

1. 股骨干骨折合并同侧髋部损伤

股骨干骨折合并股骨颈骨折的发生率为 1.5% ~ 5%，比合并粗隆间骨折更常见，比例大约是 7：1。1/4 到 1/3 的股骨颈骨折初诊时容易被漏诊。典型的股骨颈骨折表现为从下方股骨颈基底延伸到上方的股骨颈头下部分。最常用的方法是用顺行髓内钉固定股骨干骨折和用多枚针或螺丝钉固定股骨颈骨折，精确安放三枚空心钉，防止髓内钉的扩髓和插入，建议在髓内钉插入前至少用一枚螺钉固定股骨颈骨折，以防止其移位。重建髓内钉固定股骨颈骨折比空心钉的力量大，通过髓内钉的锁定来防止股骨颈骨折内翻塌陷。

对股骨干骨折进行常规骨盆 X 线片检查是避免漏诊的最好方法。此种损伤需急诊复位髋脱位，以预防股骨头缺血坏死的发生，并尽可能同时治疗股骨干骨折。

2. 股骨干骨折合并同侧股骨髁间骨折

股骨干骨折合并股骨髁间骨折，分为两种情况：① 股骨髁间骨折近端骨折线与股骨干骨折不连续。② 股骨髁间骨折是股骨干骨折远端的延伸。股骨髁间骨折的关节面解剖复位非常重要，可以采用切开复位钢板螺钉固定或拉力螺钉结合带锁髓内钉治疗这些少见的骨折类型。

3. 儿童股骨干骨折的特点

儿童股骨干骨折愈合迅速，自行塑形能力较强，牵引和外固定治疗不易引起关节僵硬，应行保守治疗。儿童年龄越小，骨折部位越近于干骺端，其畸形方向与关节轴活动一致，自行塑形能力越强，而旋转畸形因难以塑形，应尽力避免。儿童股骨干骨折的另一个重要特点是，常因骨折的刺激引起肢体生长过速。至伤后两年，骨折愈合，骨骺重新吸收，血管刺激停止，生长即恢复正常。在手术内固定后，尤其是髓内定固定，患肢生长也可加速，因此在骨骺发育终止前，应尽可能避免内固定。

根据以上儿童股骨干骨折的特点，骨折在维持对线情况下，短缩不超过2cm，无旋转畸形，均可被认为达到功能要求，避免采用手术治疗。手术适应证严格限制在下列范围：① 有明显移位和软组织损伤的开放性骨折。② 合并同侧股骨颈骨折或髋关节脱位。③ 骨折端间有软组织嵌入。④ 伴有其他疾病，如痉挛性偏瘫或全身性骨疾病。⑤ 多发性损伤。儿童股骨干骨折的治疗方式，应根据其年龄、骨折部位和类型，采用不同的治疗方式。

4. 髋关节置换术后假体周围骨折

髋关节置换术后假体周围骨折通常发生于高龄患者。

引起髋关节置换术后假体周围股骨骨折的原因包括：① 骨皮质缺陷，出现这些缺陷的原因包括原有内固定物和骨水泥的取出、假体松动、髓腔开口定位及扩髓技术不正确。手术所致的皮质缺损与术后一年内假体周围骨质疏松高度相关。② 关节翻修术，关节翻修术特有的危险因素包括清除骨水泥时骨皮质穿孔、开窗去除骨水泥、在尝试脱位原人工关节时由于表面瘢痕组织粘连而骨折及感染等。以前手术的损伤造成血液供应中断或者骨质疏松症也可能使股骨近端骨质易于发生骨折。以前的关节成形术、截骨术和骨折等均会改变股骨近端的几何形状，从而增加骨折的风险。③ 置入物失配，尺寸过大的股骨髓腔锉和关节假体会增加股骨环状应力，从而导致骨折。④ 假体松动，1/4～1/3的假体周围骨折都与股骨假体松动有关。⑤ 骨质疏松症。

与髋关节置换术相关的假体周围骨折分类有数种。Vancouver 分类是现代分类的典范，充分考虑了影响治疗的因素，不仅考虑了骨折的部位，也考虑了骨量储备和股骨内置物稳定的状态。Vancouver 分类根据骨折部位，将股骨假体周围骨折分为三个基本类型。A 型骨折为大转子（AG）和小转子骨折（AL）。B 型骨折位于假体柄周围或刚好在其水平以下，根据股骨内置物稳定的状态和骨量储备又分为三个亚型。B1 型骨折假体稳定，而 B2 型骨折假体柄松动，B3 型骨折假体周围骨量丢失。C 型骨折发生于股骨内置物水平以下。这种分类反映了假体周围骨折的复杂性（如图 4 - 5 所示）。

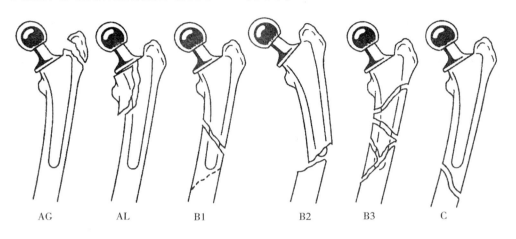

| AG | AL | B1 | B2 | B3 | C |

图 4 - 5　假体周围骨折 Vancouver 分类

治疗假体周围股骨骨折，有四种基本方法：非手术治疗、钢丝或钢缆、钢板和利用加长柄进行髋关节翻修术。治疗的三个目的是治愈骨折、使患者早期活动以及提供稳定结构，使内置物获得最长使用寿命。与创伤后股骨干骨折的处理一样，假体周围骨折的治疗近 30 年来也发生了明显变化。近几年，医生逐渐倾向于积极的手术治疗。

（1）非手术治疗

因为患者早期活动是处理任何股骨假体周围骨折的主要目标，所以很少采用牵引或石膏。支具可以应用于 AL 型骨折或很少见的无移位稳定性骨折，以及近端移位很小的 B1 型骨折，需要严密随访，确保不会发生骨折晚期移位。对大多数患者而言，牵引不仅不会维持对线，还会引起一系列已知的问题。基本上，牵引和支具疗只适用于全身情况不宜手术的患者，但对于这些患者而言，非手术治疗的预后并不好。

（2）手术治疗

① A 型骨折：移位的大转子骨折通常需要固定，否则会削弱髋部外展力量，可能对患者的活动能力产生不良影响，应该采取钢缆系统或钩板系统固定。

② B 型骨折：股骨假体骨水泥无松动的稳定性 B1 型骨折最好采取钢板固定，联合应用螺钉和钢缆。B2 和 B3 型骨折采取加长柄股骨内置物治疗，存在骨质丢失情况的 B3 型骨折需要进行骨移植手术。

③ C 型骨折：C 型骨折应该根据骨折部位和形态采取合适的治疗方法，通常采用钢板或逆行髁上髓内钉治疗。

六、并发症

1. 神经损伤

骨折很少累及神经，骨牵引治疗股骨干骨折时，小腿处于外旋状态，腓骨近端受到压迫，有可能损伤腓总神经，特别是熟睡和意识不清的患者，可通过调整牵引方向、在腓骨颈部位加用棉垫、鼓励患者活动牵引装置来避免。神经损伤多发生在术中的牵拉和挤压，应避免会阴神经损伤，可仔细包裹会阴部，以减少骨牵引的时间和力量，避免髋内收时间太长，减少这种并发症的发生。

2. 血管损伤

在内收肌裂孔处血管固定，容易因骨折移位继发损伤。筋膜间室高压也可导致血管压迫，供血减少。股动脉可以是完全或部分撕裂、栓塞和牵拉、痉挛，微小的撕裂会引起晚期血管栓塞，股动脉栓塞不一定会引起肢体坏死，但是出现血管损伤，应立即全面诊断和治疗，这对保肢非常重要。

3. 感染

股骨干骨折钢板术后感染率约为 5%，高于闭合带锁髓内钉技术。与骨折端广泛剥离和开放性骨折一样，可用内固定稳定，进行扩创、开放换药，骨折愈合后取出钢板；如内固定不稳定，可取出钢板，用牵引或用外固定架固定。

股骨髓内钉偶尔会发生感染，感染的发生与髓内钉的插入技术、在骨折端用其他固定、开放伤口有关。患者在髓内钉术后数周或数月，大腿有红肿热痛，应怀疑为感染。多数感染患者在大腿或臀部形成窦道流脓。一旦存在深部感染，必须做出是否取出髓内钉的合理决定。在感染清创术中，若发出内固定良好控制骨折稳定性，应保留髓内钉，彻底清除死骨和感染的软组织，给伤口换药，合理应用抗生素，骨折愈合到一定程度可取出髓内钉，进行扩髓，取出髓腔内感染的组织。若髓内钉不能控制骨折稳定性，需考虑其他方法。若存在大范围死骨，应在取出髓内钉后彻底清创，用外固定架或骨牵引固定，在骨缺损部位放置庆大霉素链珠。

4. 延迟愈合和不愈合

多数骨不愈合的原因是骨折端血供不良、骨折端不稳定和感染，延迟愈合的主要因素有开放性骨折、手术操作中对骨折端软组织的广泛剥离、骨折端稳定不够、骨折分离、感染和既往有大量吸烟史。可根据骨折愈合情况，取出静态交锁螺钉，使骨折端动力化，也可扩大髓腔更换髓内针。

5. 畸形愈合

一般认为短缩＞1cm、旋转畸形超过10°、成角畸形＞15°，即可断定为畸形愈合。畸形会引起步态不正常、肢体短缩和膝关节创伤性关节炎。

6. 异位骨化

在股骨干骨折髓内钉固定后，常见有不同程度的异位骨化覆盖髓内钉的尾端，临床无症状，很少有异位骨化影响髋关节的活动。异位骨化可能与肌肉损伤导致钙代谢紊乱有关，也可能与扩髓碎屑没有冲洗干净有关。

7. 再骨折

再骨折多发生在早期骨痂形成期及内固定取出后。牵引治疗后的骨折愈合可形成大量骨痂，但新的骨小梁并没有沿着应力的方向进行排列，超负荷时更易发生骨折，多数发生在石膏固定后3~4周。钢板坚强内固定可使骨折获得一期愈合，X线表现为没有骨痂形成，但是骨折部位的骨强度恢复至正常的速度较慢，必须新形成的骨单位进行爬行替代。若在术后18个月前取出钢板，这时骨痂未成熟，有发生再骨折的危险。多数发生在钢板取出术后2~3个月，而且多数发生在原螺丝钉钉孔的部位。闭合髓内钉固定后，骨折部位可形成大量骨痂，取出髓内钉后不易发生再骨折。内固定物一定要在骨塑形完成后取出，通常取出钢板是术后2~3年，髓内钉是术后一年。

8. 钢板疲劳弯曲和折断

若是粉碎性骨折或有骨缺损时，在骨折粉碎或缺损区必须早期植骨，以获得骨性支撑，防止因钢板应力集中而发生疲劳弯曲和折断。

9. 膝关节功能障碍

股骨干骨折后的膝关节功能障碍是常见的并发症，主要是由于创伤或手术所致的股四头肌损伤，又未能早期进行股四头肌及膝关节的功能锻炼，膝关节长期处于伸直位，以至在股四头肌和骨折端间形成牢固的纤维性粘连。术中可见股中间肌瘢痕化，且与股骨间形成牢固的粘连。粘连之股中间肌纤维在膝关节伸直位时处于松弛状态，屈曲时呈现明显紧张。其他病理改变有膝关节长期处于伸直位固定，导致四头肌扩张部的挛缩。关节内的粘连则是长期制动导致浆液纤维索性渗出所致，粘连主要位于髁间窝和髌上囊部位，有时甚至是膝关节功能障碍的主要原因。

第五章　膝部损伤

第一节　膝关节内侧副韧带损伤

一、解剖学

内外侧副韧带、前后交叉韧带及周围肌肉的协同作用是维持膝关节功能与稳定的重要组成部分。内侧副韧带呈扁宽三角形，基底向前，尖端向后，为关节囊纤维层的加厚部分，后部和深层为后斜韧带，分为前纵部、后上斜部和后下斜部。前纵部起于股骨内上髁，向下斜行止于胫骨上端内侧缘；后上斜部自前纵部后缘，向后下止于胫骨内侧关节边缘，并附着于内侧半月板的内缘；后下斜部自前纵部后缘斜，向后上止于胫骨髁后缘和内侧半月板的后缘。内侧副韧带膝关节是对抗外翻负荷的首要内侧稳定结构。在膝关节完全伸直时，内侧副韧带最紧张，可阻止膝关节的任何外翻与小腿旋转活动。在膝关节半屈曲时，侧副韧带松弛，膝关节不稳，小腿有一定的回旋活动，容易遭受损伤。如铁饼和链球运动员在掷铁饼和链球做旋转动作时，易发生膝关节内侧副韧带损伤。

二、病因病机

正常的膝关节有5°~10°的外翻。膝关节外侧受强大暴力打击或重压的冲击，会使膝关节过度外翻而损伤内侧副韧带，使其发生部分或全部断裂；也可因为膝关节在屈曲位时，小腿突然外展、外旋；或在足部固定时，大腿突然内收、内旋而发生膝部内侧副韧带损伤。内侧副韧带的深部纤维与内侧半月板相连，故在深部纤维断裂时，有可能同时产生内侧半月板撕裂，甚至并发交叉韧带撕裂，临床称为膝关节损伤三联症。侧副韧带撕裂后，膝关节的稳定性减弱。若治疗不当，断裂的纤维会回缩，形成瘢痕连接，造成韧带弛张无力，膝关节功能减退。损伤的程度分为三度：一度，屈膝30°应力试验时，分离0~5mm；二度，屈膝30°应力试验时，分离5~10mm；三度，屈膝30°应力试验时，分离10~15mm。

三、临床表现

一般都有明显外伤史。

膝部患侧局部疼痛、肿胀，有时有瘀斑，膝关节不能完全伸直。韧带损伤处压痛明显，内侧副韧带损伤时，压痛点常在股骨内上髁或胫骨内髁的下缘处。

侧方应力试验：膝关节伸直，检查者一只手握住伤肢踝部，另一手掌的大鱼际顶住膝上部的内侧或外侧，强力内收或外展小腿，如内侧副韧带部分损伤，外展时会因牵扯损伤的韧带引起疼痛；如完全断裂，则有异常外展活动度。反之，如外侧副韧带部分损伤，内收时会因牵扯损伤的韧带引起疼痛；如完全断裂，则有异常的内收活动度。

四、辅助检查

（一）X线检查

对诊断膝内侧副韧带断裂有重要价值，撕脱骨折者会显示出有骨折片存在。加压下外展位、双膝正位X线片，对本病更有诊断意义。具体方法如下：取1%普鲁卡因压痛点注射后，患者平卧，两踝之间置放一软枕，用弹力绷带缠紧双大腿下端至膝关节上缘处，拍摄双膝关节正位X线片。膝关节内侧间隙加宽但不超过5~10mm，为内侧副韧带部分断裂；而膝关节内侧间隙明显加宽，＞10mm则为侧副韧带完全断裂；当合并有交叉韧带断裂时，X线会示膝关节处于半脱位状态。

（二）MRI检查

膝关节内侧副韧带损伤常伴有前交叉韧带断裂、半月板损伤以及骨挫伤，普通X线片有时难以确诊病情，MRI检查能发现以上病变。随着MRI检查的普及，应力下行膝关节X线检查已不再提倡使用。

五、治疗

（一）非手术治疗

对于单纯内侧副韧带损伤，一般采用非手术治疗。一度损伤：仅对症治疗，扶拐 1～2 周；二度损伤：夹板或石膏固定，扶拐 2～3 周；三度损伤：夹板或石膏固定，扶拐 4～6 周，早期行功能锻炼治疗。

急性期如关节有明显积液（或积血），应在严格无菌操作下抽出积液，弹力绷带加压包扎并行股四头肌功能锻炼。

夹板或石膏固定：将膝置于 20°～30°屈曲位，用夹板或长腿管型石膏固定（不包括足踝部），1 周后可带石膏下地行走，4～6 周去除固定，练习膝关节屈伸活动，注意锻炼股四头肌。

中药治疗：早期宜活血散瘀、消肿镇痛，应用桃红四物汤加牛膝、泽泻、车前子、连翘；中期宜养血续筋，用壮筋养血汤加减；后期宜舒筋活络，可下肢洗药熏洗。

功能锻炼：早期行股四头肌功能锻炼，中、后期行膝关节功能锻炼。

手法治疗：后期侧副韧带损伤愈合后，膝关节粘连，活动受影响，可行手法治疗。操作如下：① 患者坐于床旁，助手坐于伤侧，双手固定股骨下端。医者半蹲于患者前方，一只手由外侧用拇、示指圈住髌骨，并用拇指按住内侧副韧带损伤处，余三指在腘窝部拿住伤膝，另一只手由内侧握住伤肢踝部，轻轻环转摇晃伤肢 6～7 次。② 医者站于伤肢外侧，用拿膝之手按住伤处，握踝之手与助手相对用力拔伸。③ 使伤膝盘膝，大腿外展外旋，足跟尽量靠近健侧腹股沟处，拿膝之手拇指推捻伤处。④ 医者将伤肢拔直，用捋顺法、揉捻法、散法等按摩舒筋。

（二）手术治疗

一般三度损伤应积极手术修补，并发后关节囊、半月板或交叉韧带损伤者行相应的手术治疗。

六、治疗

该病预后不佳，对新鲜内侧副韧带断裂应积极行手术治疗，陈旧性内侧副韧带断裂治疗比较棘手，预后欠佳。

第二节　膝关节外侧副韧带损伤

膝关节侧侧韧带位于膝关节两侧偏后，它与交叉韧带是维持膝关节稳定的重要结构。外侧副韧带呈绳状，较坚韧，起自股骨外上髁外侧，止于腓骨小头，同关节囊、髂胫束及股二头肌及腘肌腱一起，共同维护膝关节外侧稳定。膝关节伸直时，外侧副韧带是抵抗膝关节伸直时内翻应力的主要稳定结构，与髂胫束一起制止膝关节的内翻活动，膝关节稳定；屈膝时，外侧副韧带松弛，胫骨可有轻度的旋转活动，膝关节不稳定，容易导致膝关节损伤。

一、病因病机

小腿突然内收、内旋，或在足部固定时，大腿突然外展、外旋，而发生膝部外侧副韧带损伤。膝关节屈曲时，外侧副韧带松弛，旋转应力等较少导致韧带受伤。其受伤主要原因是在伸膝位，小腿外侧遭受强烈的内翻应力。由于髂胫束及股二头肌肌腱对膝关节外侧稳定性的加强，在内收应力时起对外侧副韧带的保护作用，所以单纯的外侧副韧带损伤较少见，常合并有腘肌腱、外侧关节囊或后交叉韧带的损伤。

二、临床表现

（一）症状

1. 疼痛

一般都有明显外伤史，膝关节外侧副韧带损伤或断裂，多发生在止点处，多数伴有腓骨小头撕脱骨折，故临床主要症状为膝关节外侧局限性疼痛。

2. 肿胀

外侧副韧带损伤时，腓骨小头附近肿胀、皮下瘀血、局部压痛。单纯的外侧副韧带损伤不出现关节肿胀积液，只有合并腘肌腱、外侧关节囊或后交叉韧带的损伤时才出现。

3. 活动受限

外侧副韧带损伤时，膝关节活动障碍，应注意有无腓总神经损伤。当合并腓总神经损伤时，表现为足部麻木，甚至足不能背伸。

（二）体征

1. 压痛

外侧副韧带损伤时压痛点多在腓骨小头或股骨外侧髁。

2. 侧方应力试验

患者取仰卧位，检查者一只手置于股骨内髁处，另一只手置于足踝处向内侧推小腿，如外侧疼痛即为阳性。伸直位侧方应力试验阴性，而屈曲30°位时为阳性，表示膝关节外侧副韧带断裂合并外侧关节囊、韧带的后1/3、弓状韧带损伤；伸直位和屈曲30°均为阳性，表示膝关节外侧副韧带断裂同时合并交叉韧带断裂；伸直位阳性、屈曲位阴性，表示单纯膝外侧副韧带断裂或松弛。

3. 关节绞锁

当出现关节绞锁时，表示可能伴有半月板的损伤或膝内侧副韧带深层断裂的断端嵌入关节内。

三、辅助检查

膝关节外侧副韧带损伤时，拍摄膝关节的 X 线正、侧位片，可见有腓骨小头骨折，但对确定膝外侧副韧带断裂诊断的依据不充分。

小腿内收位双膝 X 线正位片，对诊断的价值较大，其投照方法是先在膝关节外侧压痛点处用1%普鲁卡因封闭镇痛后，患者取仰卧位，双膝之间放一圆的软枕，再用弹性绷带缠紧双踝关节及小腿的远端，然后摄双膝正位 X 线片。当膝外侧副韧带断裂时，伤肢膝关节外侧间隙较健侧加宽；当合并交叉韧带断裂时，膝关节外侧间隙增宽更为明显。健侧膝关节的间隙则无明显改变。

四、诊断及鉴别诊断

膝关节外侧副韧带损伤的诊断不难，根据患者病史、临床表现等即可诊断。

（一）早期

本期伤后肿胀严重，疼痛剧烈，皮下瘀斑，屈伸障碍，中医学认为此期以瘀血阻络证为主。治宜活血化瘀、消肿止痛，方用桃红四物汤加牛膝、桑枝之类。

（二）中期

本期伤后迁延，肿胀未消，钝痛，膝软无力，中医学认为此期以筋脉失养证为主。治宜养血壮筋，方用壮筋养血汤加减。

（三）后期

本期伤后日久，肿胀反复，时轻时重，屈伸不利，中医学认为此期以湿阻筋络证为主。治宜除湿通络，方用羌活胜湿汤、薏苡仁汤之类。

五、治疗

诊断明确后，应积极早期治疗。

（一）手法治疗

手法治疗侧副韧带部分撕裂者，初诊时应给予伸屈一次膝关节，以恢复轻微错位，并舒顺筋膜，但不可多做，以免加重损伤。新鲜损伤肿痛明显者手法宜轻，随着肿胀的消退，手法可逐渐加重。而晚期手法，则可解除粘连，恢复关节功能。

患者侧卧床上，伤肢在上，助手固定大腿下端，勿使晃动。术者一只手拿膝，拇指按其关节，另一只手拿踝，做小腿摇法，晃动膝部，再与助手用力相对牵引，然后将膝关节屈曲；同时撤去助手，使膝关节与髋关节尽力屈曲。拿膝之手的拇指用力向膝内侧归挤按压，将伤肢拔直，术者拇指在伤处进行捋顺、捻散法。

（二）固定治疗

固定对膝关节外侧副韧带损伤非常重要，尤其在损伤的早期。对肿胀严重者，固定前应先将膝关节内的血肿抽吸干净。

对于损伤较轻的单纯膝外侧副韧带损伤者，膝内收应力 X 线显示，关节间隙开大 0.4cm，可用弹性绷带加压包扎；关节间隙开大 0.5～1.2cm，给予抽尽膝关节内积血加压包扎，屈膝 20°位前后用长腿石膏托固定，6 周后拆除石膏，开始练习膝关节活动。石膏固定期间，应加强股四头肌收缩训练，以防止发生失用性肌萎缩。

（三）练功疗法

对于损伤轻者，在第 2~3 天后鼓励患者做股四头肌的功能锻炼，以防止肌肉萎缩和软组织粘连。膝关节的功能锻炼对消除关节积液有好处。后期或术后患者，膝关节功能未完全恢复者，可做膝关节伸屈锻炼运动及肌力锻炼，如蹬车或各种导引的功能疗法。

（四）药物治疗

外用药：急性期损伤局部冷敷止血，然后用厚棉垫局部加压固定，也可包扎后冰袋冷敷，局部瘀肿者，可外敷消瘀止痛药膏或三色敷药。伤后日久者，局部用四肢损伤洗方或海桐皮汤熏洗患处，洗后贴宝珍膏。

（五）手术治疗

1. 膝关节外侧副韧带完全断裂

过去认为可以不必进行修补，但近年来观察，未进行修补者，有的后遗症明显，常导致膝关节前外侧旋转不稳定。如合并前交叉韧带损伤，则更为明显。若合并后交叉韧带损伤，则发生后外侧旋转不稳定，出现股骨外髁向后旋转半脱位。所以，近年来严重外侧副韧带断裂或非手术治疗未愈者，一经确诊，即决定手术修复。常用的手术方式有撕脱骨折切开复位内固定和腓总神经探查术、膝关节外侧副韧带缝合术、膝外侧副韧带紧缩术等。

2. 术后处理及功能锻炼

上述膝外侧副韧带损伤术后，均须使用长腿前后石膏托固定于膝关节屈曲 30°位 4~6 周。外固定期间要主动练习股四头肌收缩，以防止股四头肌发生失用性肌萎缩。去除石膏外固定后，积极练习膝关节及全下肢的活动。

六、并发症及预后

（一）并发症

1. 腓骨小头撕脱骨折

切开复位内固定术。

2. 腓总神经损伤

不完全断裂者可用神经营养药物、针灸治疗，完全断裂者行神经探查吻合术。

3. 腘肌腱、外侧关节囊或后交叉韧带的损伤

行相应的手术治疗。

（二）预后

该病预后不佳，对新鲜内外副韧带断裂应积极行手术治疗，陈旧性外侧副韧带断裂治疗比较棘手，预后欠佳。

第三节　膝关节交叉韧带损伤

膝交叉韧带又称十字韧带，位于膝关节关节囊之中，根据附着于胫骨的前后位置，分为前交叉韧带和后交叉韧带，均有滑膜覆盖，相当于中医学骨骺的"内连筋"。前交叉韧带起自股骨外侧髁的内侧面的后部，向前下止于胫骨髁的隆起的前方。主要限制胫骨向前移位。后交叉韧带起自股骨内侧髁外侧面的前面，向后下止于胫骨髁隆起的后方，主要限制胫骨向后移位。

膝关节前后交叉韧带是维持膝关节稳定不可缺少的结构，它和膝内、外侧副韧带、髌韧带、膝部伸屈肌群和关节囊以及半月板共同维持关节的稳定。前交叉韧带能防止胫骨向前移位，制止膝关节过分伸直，同时能防止膝关节过度内外旋。

一、病因病机

膝关节交叉韧带损伤多见于较剧烈的竞技运动中，多因受到严重的外力打击形成。后交叉韧带损伤远比前交叉韧带损伤少见，二者之比为 1：10。

（一）病因

1. 前交叉韧带损伤

前交叉韧带损伤是运动员最常见的损伤，直接病因为膝关节减速外翻、外旋或减速内旋和过度后伸。伸直位时内翻或屈曲位时外翻损伤，均可导致前交叉韧带损伤。此外，来自膝关节后方的暴力也可使前交叉韧带损伤，甚至断裂，如果断裂会造成膝的不稳定。单独前交叉韧带损伤少见，多同时合并胫、腓侧

副韧带或半月板损伤。

2. 后交叉韧带

多见于屈膝位时由前向后暴力导致的撕裂伤。暴力自前方作用于胫骨上端，使胫骨后移，无论膝关节是处于伸直还是处于屈曲位，均会致后交叉韧带损伤。后交叉韧带断裂会引起膝向后脱位，使髌股之间的接触和摩擦力增加，发生髌股关节间的骨性关节炎，后交叉韧带单独损伤更为少见，通常同时合并前交叉韧带损伤。

（二）病机

韧带的损伤可以分为扭伤（即部分纤维断裂）、部分韧带断裂、完全断裂和联合性损伤，如前交叉韧带断裂可以同时合并有内侧副韧带与内侧半月板损伤，成为"三联征"。韧带断裂的部分又可分成韧带体部断裂，韧带与骨骼连接处断裂及韧带附着处的撕脱性骨折，第一种损伤愈合慢且强度差，第三种愈合后最为牢固。

二、临床表现

（一）症状

1. 膝关节疼痛

一般都有明显外伤史，急性起病，常能听到膝关节内撕裂声，伤后即感膝关节剧烈疼痛。

2. 肿胀

单纯交叉韧带损伤，肿胀多限于关节内。当后关节囊破裂时，肿胀可蔓延至膝后上下，并累及小腿后侧，逐渐出现皮下瘀血斑，表示关节内出血溢漏于膝后及腓肠肌、比目鱼肌间隙。膝周围肿胀，可使肢体周径增大，并压迫腘动脉，导致足背动脉搏动变弱甚至消失，小腿与足部静脉回流受阻导致凹陷性水肿。

3. 功能障碍

伤后膝关节一般呈半屈曲状态，关节屈伸受限。晚期患者除有以往受伤史外，多数患者以膝发软、不稳、跛行常见。

（二）体征

1. 抽屉试验阳性

进行膝关节抽屉试验时，应先抽出关节内积血或积液，并在局部麻醉下进行检查。患者仰卧，屈膝90°足平放床上，术者以一肘压住患者足背做固定，两手环握小腿上段做向前拉及向后推的动作。当前交叉韧带断裂或松弛时，胫骨向前移动度明显增大；当后交叉韧带断裂或松弛时，胫骨向后移动度明显增大。

2. 功能障碍

膝关节屈伸活动功能障碍。

三、辅助检查

（一）X 线检查

拍摄 X 线片，要比较正常情况下与推拉情况下的 X 线片，若其移动度相差超过 0.5cm，就有诊断的意义。

X 线检查显示膝关节间隙增宽，后交叉韧带胫骨附着点撕脱骨折时，会显示胫骨髁后部有撕脱骨折块。后推应力位，拍膝侧位 X 线片，比健侧向后多移 5mm 以上者，为后交叉韧带断裂。

（二）膝关节内的碘化油造影

做膝关节内的碘水化油影，根据其充盈缺损的阴影，可看到前交叉韧带部分断裂还是全部断裂。这对前交叉韧带损伤的确切诊断和及时判断，以及是否要采用手术治疗，有决定性的意义。

（三）MRI 检查

MRI 检查逐渐在国内普及，并应用在临床中，对交叉韧带的诊断起了巨大的作用。

（四）关节镜检查

可见交叉韧带断裂端出血、小血块凝集或附带骨折片。

四、诊断

膝关节交叉韧带损伤的诊断不难，根据患者病史、临床表现等即可诊断。

（一）早期

伤后肿胀严重，疼痛剧烈，皮下瘀斑，屈伸障碍，中医学认为此期以瘀血留滞证为主。治宜活血化瘀、消肿止痛，方用桃红四物汤加味。

（二）中期

伤后迁延，肿胀未消，钝痛，膝软无力，中医学认为此期以筋脉失养证为主。治宜养血壮筋，方用壮筋养血汤或补筋丸。

（三）后期

本期伤后日久，肿胀反复，时轻时重，重坠胀痛，屈伸不利，中医学认为此期以湿阻筋络证为主。治宜除湿通络、佐以祛风，方用羌活胜湿汤、薏苡仁汤之类。

五、治疗

对单纯的不完全性交叉韧带损伤，可抽净积血后，用夹板或石膏固定膝关节于功能位。对完全交叉韧带损伤和伴有侧副韧带、半月板损伤者，宜早期手术治疗。

（一）手法治疗

膝关节交叉韧带损伤后期，有关节屈伸功能受限者，可采用手法松解粘连，恢复膝关节活动范围。

1. 拔伸归挤法

患者正坐床边，助手用双手固定伤肢大腿下端，医者一只手由内侧握住小腿下端，另一只手虎口拿住膝关节，用拇、示二指捏住膝关节两侧。施术时与助手同时用力相对拔伸，并内、外转动小腿，拿膝之拇、示指用力归挤。

2. 拔伸屈膝法

将小腿夹于术者两腿之间，与助手相对拔伸。医者双手拇指在上，余四指在下，合掌拿住伤膝，使膝关节逐渐尽量屈曲。

3. 按摩膝部法

将伤肢拔直，用捋顺、揉捻、散法按摩膝部。

（二）固定疗法

部分断裂的膝交叉韧带损伤，可先行非手术治疗，以石膏托或夹板固定膝关节 20°～40°位 6 周，使韧带处于松弛状态，以便修复。

（三）练功疗法

固定后第 3 天起开始行股四头肌的功能锻炼，防止肌肉萎缩。如有可控式支具，可于第 3 周后将膝关节活动控制在 20°～60°范围内行屈伸锻炼，并逐步练习扶拐行走。

（四）药物治疗

应用外用药治疗。局部瘀肿者，可外敷消瘀止痛药膏或清营退肿膏；伤后日久关节活动不利者，可用四肢损伤洗方或海桐皮汤熏洗，洗后外贴宝珍膏。

（五）手术治疗

1. 单纯性前交叉韧带断裂伤

一经确诊后，就应立即手术修复（方法是缝合断端）。对于并发其他组织损伤者，也要及时给予处理（手术方法是缝合较小的撕脱骨折片，或用螺丝钉固定较大的撕脱骨折片，修补断裂的内侧副韧带，缝合破裂的关节囊，切除撕裂的半月板等）。手术越早越好，以免延误病期，造成不良后果。陈旧性前交叉韧带断裂，膝关节不稳定者，应做韧带重建手术，重建材料可用部分髌韧带、半腱肌腱、髂胫束、股二头肌腱以及人造材料等。若股四头肌代偿功能良好，能有效地控制患者胫骨不稳，工作强度不大者，可暂时不做手术。理疗、中药熏洗、推拿按摩等都有缓解症状、促进损伤组织修复的作用，可以灵活选用。

2. 后交叉韧带完全断裂

应尽可能争取早期手术缝合修复，一般不宜超过 2 周。附着点撕脱骨折，应在骨床处钻孔进行固定。韧带实质部分断裂，应采用 Bunnell 缝合法，缝线分别从股骨内髁与股骨上端后侧穿出固定。合并膝内、外侧副韧带损伤，应先缝合内、外侧副韧带，牵紧后再行交叉韧带固定。如合并半月板破裂，应给予修补或切除。术后用石膏外固定于屈膝 5°～10°位，若伴有后关节囊损伤应固定于屈膝 20°位，6 周后去石膏，锻炼关节活动。陈旧性后交叉韧带损伤，若患者年轻，症状不明显，且无创伤性关节炎，可不给予处理，也可考虑行后交叉韧带重建术，重建术方法很多，效果多不太理想。因此，有学者建议陈旧性损伤以非手术疗法为主，以加强股四头肌功能锻炼、增强膝关节的动力性稳定为辅。

六、预后

目前，膝关节交叉韧带断裂已抛弃了传统的切开修复重建韧带的方法，学术界一致建议行关节镜手术，创伤小、恢复快，并发症较少。

第四节　膝关节半月板损伤

半月板是一种纤维软骨，充填于股骨和胫骨关节间隙内，外缘附着于胫骨内、外侧髁的边缘，分内侧半月板和外侧半月板。其中，内侧半月板较大，前角附着于前十字韧带附着点之前，后角附着于胫骨髁间隆起和后十字韧带附着点之间，形近"C"形，前后长、左右窄，其后半部与内侧副韧带相连，故后半部固定。外侧半月板稍小，形似"O"形，前角附着于前十字韧带附着点之前，后角附着于内侧半月板后角之前，前后角距离较近，不与外侧副韧带相连，故外侧半月板的活动度较内侧大，容易受到损伤。

半月板的功能：① 稳定膝关节，半月板拥有一定厚度，半月板边缘厚、中央薄，使股骨髁和胫骨髁相适合，可以维持关节力线，防止膝过度伸屈、膝内外翻及内外旋，也防止股骨过度前后滑移。② 缓冲作用，吸收纵向冲击及震荡，保护关节软骨。③ 润滑关节，半月板表面有一层滑液，其上下面分别与胫骨和股骨接触，可以润滑关节，减少关节摩擦。④ 滚珠作用，主要是内侧半月板，在膝关节屈伸活动中，在股骨内侧髁和胫骨平台之间，内侧半月板犹如滚珠，有利于关节的活动，在膝关节伸直的最后阶段扣锁。

一、病因病机

半月板损伤可由直接暴力、间接暴力和长期磨损引起。在正常行走时，内侧半月板较外侧半月板负重大，长期磨损导致内侧半月板损伤多见；在外伤情况下，因内侧半月板与关节囊相连，较外侧半月板稳定，所以外侧半月板损伤多见。

（一）病因

1. 直接暴力与间接暴力

当膝关节运动时，股骨髁和胫骨平台有两种不同方向的活动。屈伸时，股骨内外髁在半月板上面做前后活动；当旋转时，半月板则固定于股骨髁下面，其转动发生于半月板和胫骨平台之间。半月板破裂往往发生于膝的伸屈过程中，有膝的扭转、挤压或内外翻动作的时候。在体育运动中，产生这种半月板矛盾运动的动作很多，很容易引起半月板损伤。

2. 长期磨损

以蹲位或半蹲位为主的工作人员反复蹲立提重物，使膝关节常处于屈曲、伸直位，有时还有外翻和旋转动作，反复磨损引起外侧半月板或后角的损伤，病史中可无明显外伤史。

3. 半月板自身病变

半月板自身的改变也是引起损伤的一个重要原因，如半月板囊肿、盘状半月板等的存在，这时轻微的外力即可造成半月板的损伤。

（二）病机

半月板的血液供应情况分为三区：距与关节囊、滑膜相连的边缘部分 3mm 以内为绝对有血管区，称作红区；3~5mm 为相对有血管区，称作红-白区；超过 5mm 为绝对无血管区，称作白区。有无血液供应决定半月板损伤后修复能力的高低，血液供应越丰富，越容易修复。因此除边缘部分损伤后可自行修复外，其余部分破裂后不能自行修复。半月板切除后，可由滑膜再生一个纤维软骨性的又薄又窄的半月板。分区也可指导临床治疗方案的选择。

半月板损伤可发生在半月板的前角、后角、体部或边缘部。损伤的形状可分为横裂、纵裂、水平裂或不规则形，甚至破碎成关节内游离体。

根据半月板撕裂形态，半月板损伤的类型如下：① 边缘分离：大多发生在内侧半月板前、中部，有自愈可能。② 半月板纵裂：也称"桶柄样撕裂"或"提篮损伤"。大的纵裂易于产生关节绞锁。③ 前角损伤：可为半月板实质撕裂，也可能为前角撕脱骨折。④ 后角损伤：多较难诊断，表现为膝后部疼痛。⑤ 横行损伤：多发生在体部，临床疼痛较明显，偶有关节绞锁。⑥ 水平劈裂：大多在半月板体部中段呈层状部分裂开，尤以盘状半月板多见，无论是关节造影还是关节镜检查均易漏诊，应撬起半月板内缘查看。⑦ 内缘不规则破裂：半月板内缘有多处撕裂，会产生关节内游离体、关节绞锁与疼痛。⑧ 半月板松弛：常有膝不稳定感，关节间隙触诊有凸出、压痛及滑进滑出感，半月板摇摆试验呈阳性。

总之，半月板损伤后失去正常张力，产生异位活动，经常引起膝关节疼痛，关节积液、交锁，导致膝关节不稳，甚至引起膝关节骨性关节炎。半月板损伤后撕裂缘变圆钝，显微镜下可见软骨退行性变、细胞坏死、基质破坏等。陈旧性半月板损伤经常肿胀积液者，可引起滑膜肥厚、慢性滑膜炎反应的表现。

二、临床表现

（一）症状

1. 疼痛

疼痛是半月板损伤后牵扯周围滑膜引起的。半月板撕裂后，其张力失常，膝关节运动时半月板的异常活动牵拉滑膜导致疼痛。疼痛的特点是固定在损伤的一侧，随活动量增加疼痛加重，部分患者疼痛不明显。

2. 关节绞锁

活动时关节突然"卡住"不能伸屈。一般急性期交锁不多见，多在慢性期出现。交锁后关节酸痛，不能伸屈，可自行或在术者帮助下"解锁"。"解锁"后往往会有滑膜反应肿胀，交锁固定于损伤侧。

3. 弹响声

膝关节活动时可听到或感到半月板损伤侧有弹响声。

4. 关节肿胀积液

急性损伤期，多有滑膜牵扯损伤或伴有其他结构损伤，往往关节积血、积液。慢性期关节活动后肿胀，与活动量有关。关节液是黄色半透明的滑液，是慢性创伤性滑膜炎的结果。关节肿胀积液可用浮髌试验及膝关节积液诱发试验检查。

（二）体征

1. 股四头肌萎缩

半月板损伤有明显症状，长期未治疗，可致股四头肌萎缩，股内侧肌更明显，但股四头肌萎缩不是特异体征。

2. 关节间隙压痛及突出

半月板损伤侧的关节间隙压痛阳性，压痛点多与半月板损伤的部位相吻合，还可触到损伤的半月板在关节间隙处呈鞭条状隆凸，往往也是压痛所在。半月板隆凸对诊断有意义，但应与囊肿相鉴别。

3. 半月板摇摆试验

方法如下：患者仰卧，膝伸直或半屈，术者一只手托患膝，拇指缘放在内或外侧关节间隙，压住半月板缘，另一只手握足部并内外摇摆小腿，使关节间隙开大缩小数次，如拇指感到有鞭条状物进出滑动于关节间隙或感到响声或疼痛，即表示该半月板损伤。

4. 麦氏征（McMurray 征）

对急性期患者由于疼痛多不能奏效，但对慢性期最为常用，且有一定诊断价值。本法的准确率与术者的经验有直接关系。传统认为确诊麦氏征阳性，疼痛和膝关节内响声两者缺一不可，但这种典型的阳性体征较难诱出，所以现在也有人认为，在麦氏征试验中，疼痛或响声两者其中之一出现，该试验即可为阳性。注意半月板损伤的响声与滑膜炎、膝关节骨关节病等细碎响声不同，为一种弹响声。具体方法是术者一只手握患者足部，另一只手扶膝上，使小腿外展内旋，然后将膝由极度屈曲缓缓伸直，如关节间隙处有响声（听到或手感到）和（或）疼痛，即表明内侧半月板损伤；也可反方向进行，外侧痛响，即外侧半月板损伤。

5. 研磨试验

患者俯卧位，膝关节屈曲90°，助手将大腿固定，术者双手握患侧足向下压并旋转小腿，使股骨与胫骨关节面之间发生摩擦，半月板撕裂者可引起疼痛。若外旋位产生疼痛，表示内侧半月板损伤；若内旋位产生疼痛，表示外侧半月板损伤。

6. 鸭步试验

患者全蹲位小腿分开，足外旋向前走，出现疼痛者为阳性，多说明半月板后角损伤。

7. 半月板前角挤压试验

膝全屈，操作者一只手拇指按压膝关节间隙前缘（半月板前角处），另一只手握小腿由屈至伸，出现疼痛为阳性。

三、辅助检查

半月板损伤依靠病史及临床检查可做出较正确的诊断，但仍存在5%左右的误诊率，因此仍需一些特殊检查来完善诊断，辅助检查常见如下：

（一）常规 X 线检查

可排除骨关节本身的病变、关节内其他损伤和游离体。有人认为膝外侧间隙增宽、腓骨小头位置偏高对盘状软骨的诊断有一定价值。

（二）关节造影

根据经验，用空气和碘水双重对比造影，结合临床表现对半月板撕裂的诊断符合率可达96%以上。

（三）MRI 检查

该技术作为一种非侵入性、无放射线、无并发症的技术，对半月板损伤的诊断价值较大，能发现关节镜难以发现的后角撕裂及半月板变性。但费用昂贵，有一定的假阳性和假阴性，这方面的研究需进一步发展。

（四）膝关节镜优点

这既是诊断手段又是治疗手段，能直接看到关节内的病变及部位，损伤少，恢复快，诊断正确率可达95%以上。对半月板后角损伤和半月板水平裂诊断有一定难度。熟练掌握本法，需要专门的训练和知识。

（五）超声波检查

这是一种无损伤的检查方法。

四、诊断

半月板损伤常合并其他结构的断裂损伤，如内侧副韧带、交叉韧带断裂，关节软骨损伤，骨软骨骨折等。症状、体征往往复杂且变化很大，尤其在损伤急性期，关节肿胀疼痛明显，需仔细检查明确诊断。诊断明确后，依据疾病发病特点可分为三型。

（一）气滞血瘀证

损伤初期，膝关节疼痛肿胀明显，局部压痛明显，舌暗红，脉弦或细涩。证型为气滞血瘀，治宜活血化瘀、消肿止痛，方用桃红四物汤或舒筋活血汤。

（二）痰湿阻滞证

损伤日久或术后膝关节肿胀明显，酸痛乏力，屈伸受限，舌淡胖、苔腻，脉滑。治宜温化痰湿，方用二陈汤之类。

（三）肝肾亏虚证

无明显外伤史或轻微扭伤，肿痛较轻，静时反痛或损伤日久，肌肉萎缩，膝软无力，弹响交锁频作。舌红或淡、少苔，脉细或细数。治宜补益肝肾，方用补肾壮筋汤或健步虎潜丸。

五、治疗

早期诊治，减少反复损伤，是其治疗关键。未合并其他损伤的半月板损伤，先给予非手术治疗，小裂伤有时急性期过后会无症状，边缘裂伤有时会自愈。

（一）手法治疗

患者仰卧，放松患肢，医者左手拇指按摩痛点，右手握踝部，徐徐屈曲膝关节并内外旋转小腿，然后伸直患膝，初期可在膝关节周围和大腿前部施以滚、揉等法，以促进血液循环，加速血肿消散。

（二）整复方法

若有关节绞锁，可用手法解锁后石膏托固定。解锁手法：患者侧卧，医者一只手握住患足，另一只手固定患膝，屈曲膝关节同时稍加牵引，扳开绞锁膝关节间隙，然后来回旋转腿至正常范围，突然伸直膝关节，解除绞锁，疼痛可立即解除，恢复原有伸屈活动。

（三）固定方法

半月板损伤属于边缘型小撕裂，可固定膝关节于近乎完全伸直位六周。六个月内不准许跑、蹲或其他强应力活动。

（四）药物治疗

应用外用药治疗。早期局部外敷三色敷药，局部红肿较甚者可敷以清营退肿膏；后期可用四肢损伤洗方或海桐皮汤熏洗。

（五）手术治疗

由于关节镜的广泛应用和对半月板的重新认识，镜下手术已逐渐代替了传统的切开半月板摘除术。通过关节镜，我们一方面可以直接观察半月板损伤的部位、类型和关节内其他结构的情况，有助于疑难病例的诊断；另一方面可同时处理发现的损伤。目前，在半月板关节镜下行半月板成形术、切除术、缝合术等技术操作日渐成熟，经过正规、系统的训练均能掌握。

1. 手术方法

① 急性期，半月板损伤伴关节积液者，若关节积液严重，怀疑有交叉韧带断裂或关节内骨软骨切线骨折时，应行急诊手术探查，切除损伤的半月板，修复关节内其他损伤。② 慢性期，半月板损伤诊断明确，且有症状并影响运动者，应手术治疗。做半月板部分切除的尽量不做全切。半月板虽有自然再生能力，但其再生的质量及时间均不足以防止骨关节炎的发生。对纵裂、大提篮撕裂、内缘小撕裂者，宜做部分切除。边缘撕裂或前角撕裂者可做缝合。即使是全切除者，亦应在靠近关节囊的半月板实质中进行，避免出血。

2. 术后处理及功能锻炼

要求术后膝加压包扎加石膏后托固定。第 2 天床上练股四头肌静力收缩。内侧半月板手术者第 3 天开始直腿抬高，外侧手术者第 5 天直腿抬高，并戴石膏托下地拄拐行走。10 天拆线，2 周去石膏，逐渐增加股四头肌力量，第 3 个月开始部分训练。康复要有计划按规律进行，以不加重关节肿痛为标准。关节镜术后用大棉垫加压包扎膝关节，术后 6 小时麻醉消退后，就可以开始膝关节伸屈活动和股四头肌锻炼。对于术前股四头肌已有明显萎缩者，应积极鼓励其锻炼，在高处跌下或在下肢负重时，待股四头肌肌力恢复达一定程度后，方能负重和行走。

六、功能锻炼及预后

（一）功能锻炼

在固定期间应积极进行股四头肌静力等长锻炼，解除固定后行膝关节屈伸活动锻炼，后期行膝等张和等动锻炼。

（二）预后

半月板损伤的患者预后不佳，经积极治疗后亦会导致关节加速退变，故应重视半月板损伤的预防。

第五节　髌腱损伤

成人的髌腱长 6～7cm，上端附着于髌骨下极，下端附着于胫骨结节，自髌骨下极至胫骨结节。髌腱属于股四头肌的延伸部，是伸膝装置的重要组成部分。髌腱承受股四头肌的走行偏向外侧约15°。越是屈膝，牵拉力越大。髌腱的撕裂或断裂，可引起伸膝功能障碍。

一、病因病机

直接暴力、间接暴力都可引起髌腱损伤。直接暴力多见于髌腱受到直接的撞击，也可因刀、铲或机械的直接切割而损伤；间接暴力多为跑跳、从高处跌下或在下肢负重时，暴力使膝关节突然屈曲，股四头肌强力收缩致髌腱损伤。长期的膝关节运动、慢性损伤可引起髌腱附着处的增生、变性、机化、钙化，甚至骨化。髌腱损伤可分为髌腱部分撕裂伤和完全断裂伤。

二、临床表现

（一）急性损伤

膝关节遭受暴力后，损伤部位疼痛、肿胀，伸膝无力。髌腱部位压痛，如髌腱断裂时，在髌腱损伤处可摸到凹陷，压痛明显。主动伸膝功能无力或丧失。若嘱患者股四头肌主动收缩时，髌骨向上移位，断端间隙加大。X 线片可见髌骨处于高位。

（二）慢性损伤

主要症状是膝部酸软无力、疼痛。在上下楼梯、起跳及落地时或下蹲起立时，可在髌腱附着处有明显的疼痛和压痛。可有股四头肌萎缩，伸膝抗阻试验阳性。X 线片可见髌腱附着处有钙化或骨化现象。

三、治疗

(一) 手法治疗

髌腱部分撕裂者可顺髌腱纵向方向捋顺推按，使其撕裂的纤维扶正复平。如陈旧性损伤，髌腱部位有筋结者，用揉捻手法，将局部筋结推平；如髌腱有粘连者，用弹拨手法解除其粘连，可做股四头肌的滚推手法。

(二) 固定制动

对髌腱部分撕裂者，用理筋手法后，长腿石膏固定伤膝于屈曲10°位，4~6周拆除石膏，行股四头肌功能锻炼。髌腱断裂者，将髌腱手术缝合后，固定膝关节于过伸位6周。

(三) 药物治疗

早期膝关节肿胀明显时，用桃红四物汤加消肿利水药物，如泽泻、车前子等；肿胀消退后，用新伤续断汤。去除石膏后，可用壮筋养血汤，外用下肢洗药熏洗膝部。

(四) 封闭疗法

用利多卡因2mL加得宝松1mL注入髌腱周围痛点处，即注入髌腱鞘膜内，对髌腱周围炎的治疗效果好。切忌注入髌腱内，防止髌腱发生变形。因存在髌腱断裂的风险，目前临床已不推荐使用。

(五) 手术治疗

髌腱完全断裂者，应早期手术修补缝合。髌腱上下止点断裂者，可在骨性附着处钻孔缝合；髌腱中间断裂者，可用减张缝合。在髌骨下端和胫骨结节下方钻孔穿入钢丝拉紧，使髌腱在无张力下缝合。陈旧性髌腱断裂者可用髂胫束、股四头肌腱替代修补。

四、功能锻炼及预后

(一) 功能锻炼

早期应避免行股四头肌锻炼，以免影响髌腱的愈合，可行踝关节的屈伸锻炼。去除石膏后，可行股四头肌舒缩锻炼，然后逐步进行膝关节的屈伸锻炼。

（二）预后

该病预后欠佳，髌腱承担伸膝功能，一旦损伤，对膝关节功能影响较大。因此，需要早诊断、早治疗。

第六章 踝关节损伤

第一节 单纯内、外踝骨折

一、内踝

无移位的内踝骨折一般可采用石膏固定治疗，但对于对踝关节功能要求较高的患者，应行内固定以促进骨折愈合及康复（如图 6-1 所示）。用非手术方法治疗单纯内踝骨折有较高的骨愈合率。移位的内踝骨折应采取手术治疗，因为持续的移位允许距骨内翻倾斜。仅涉及内踝尖端的撕脱骨折与踝穴部受累者不同，其稳定性较好，除非有明显的移位，一般不需内固定。如果症状明显，可行延迟内固定。常用两枚直径 4mm 的骨松质拉力螺钉在垂直于骨折的方向固定内踝。一些学者建议使用 3.5mm 的单皮质拉力螺钉，而不采用 4mm 的骨松质螺钉，因为生物力学数据表明这样可以增加骨结构的强度（如图 6-1A 所示）。

较小的骨折块可用一枚拉力螺钉和一枚克氏针固定，以防止旋转（如图 6-1B 所示）；对于骨折块太小或粉碎性骨折不能用螺钉固定者，可用两枚克氏针及张力带钢丝固定（如图 6-1C 所示）。另外，现在已经研发出适合微小骨折块固定的螺钉，这是固定小骨折块最好的选择方法。内踝的垂直骨折需要水平导向的螺钉或防滑钢板技术（如图 6-1D、E 所示），Dumigan 等证明了用中和钢板固定内踝的垂直骨折具有生物力学优势。

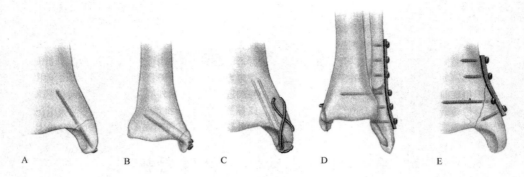

图 6-1　内踝骨折的固定

A. 单拉力螺钉固定大块骨折；B. 1 枚直径 4mm 拉力螺钉及 1 枚克氏针联合应用固定小块骨折；C. 张力带钢丝固定低位横行骨折；D. 垂直拧入直径 4mm 的拉力螺钉固定低位横行骨折；E. 水平拉力螺钉固定加钢板固定

　　不锈钢置入物最常用于内踝骨折。可吸收置入物主要的理论优点是降低了因螺钉帽周围皮肤软组织的突起或触痛而取出置入物的概率。尽管生物可吸收置入物已经得到成功应用，并从已经报告的临床结果来看，与不锈钢没有显著性差异，但是有 5%～10% 的患者在后期出现与聚乙交酯降解有关的分泌物从无菌窦道流出的现象。

　　我们倾向于采用金属内置物，根据骨折的具体形态选用合适的螺钉或者钉板结合进行固定。尽管可吸收内置物在固定累及关节面的骨折块时有优越性，但在内踝骨折的固定方面，它不能完全替代传统的金属内置物。

　　内踝应力性骨折的常见临床表现为局部疼痛、肿胀、压痛。最初，骨折在 X 线片上可能看不清楚，但是通过骨扫描、CT 或 MRI 检查可以清晰地看到骨折线。在复查的 X 线片中，应力性骨折清晰可见。Shelbourne 等建议，对 X 线片上可以看到清晰骨折线的应力性骨折行内固定治疗，而对仅通过骨扫描发现者则采用石膏固定。内踝应力性骨折有很高的发展为完全骨折的风险，会延迟愈合或不愈合。手术等积极的治疗方法是必需的。如果应力性骨折采用手术治疗，需要限制活动 4～5 个月。

二、外踝

　　虽然不伴有明显踝关节内侧损伤的外踝骨折很常见，但对这些骨折的开放复位指征仍有争议。腓骨骨折能接受的最大移位范围为 0~5mm。大多数患者可以接受 2~3mm 的移位。在双踝骨折中已经显示了距骨移位伴随外踝的移位。因此，对于这些损伤，解剖复位外踝是必需的。生物力学研究发现，单纯外踝骨折在轴向负荷时并不干扰关节运动学或引起距骨移位。长期临床随访研究表明，应用闭合复位治疗旋后外旋 II 型骨折，即使腓骨骨折移位 3mm，功能结果优良率仍达 94%~98%。无论是否达到解剖复位，对于旋后外展型的二期损伤，手术治疗的效果与闭合复位的效果相似。如果不能确定外踝骨折的稳定性，应拍摄踝关节旋后外旋位应力 X 线片，检测距骨有无移位，了解内侧损伤情况。Koval 等进行了阳性压力试验是否可以预测外踝骨折手术固定的研究。在他们的研究中，对所有踝关节应力 X 线片显示有骨折的患者都进行了 MRI 的检查，以评估其三角韧带复合体的完整性，只对三角韧带复合体完全断裂的患者进行手术固定。在至少一年的随访中显示，部位断裂的患者采用非手术方式已经成功治愈。其他研究者提议采用超声评估三角韧带，以区分是等价的双踝骨折，还是单纯的外踝骨折。另外一些研究者提议，通过术前的 X 线和 CT 检查预测旋后外旋型踝关节骨折中下胫腓联合是否损伤。Choi 等认为，在 CT 图像上，腓骨骨折高度超过 3mm，同时内踝间隙超过 4.9mm，或者在 X 线片上，腓骨骨折高度超过 7mm，同时内踝间隙超过 4.0mm，是下胫腓联合损伤不稳定的一个重要提示。然而，目前尚无理想的术前诊断流程评估踝关节内侧结构的损伤程度，进而确定其是否需要手术治疗。

第二节　双踝骨折

双踝骨折同时破坏了踝关节的内外侧稳定结构。移位减少了胫距关节接触面积，虽然能够做到闭合复位，但消肿后不能维持正常的解剖位置。据文献报道，闭合复位治疗双踝骨折的不愈合率约为 10%，但并不一定都有临床症状。20% 的双踝骨折伴有胫骨和距骨关节内损伤，闭合复位时，这些损伤得不到治疗。长期随访的随机前瞻性研究发现，双踝或相当于双踝的骨折患者进行手术治疗的结果优于非手术治疗者。Bauer 等进行了长期随访研究，他们也证实旋后外旋 IV 型骨折手术治疗的效果较好。因此，有人建议对所有的双踝骨折都应行双踝的切开复位内固定治疗。

对于大多数有移位的双踝骨折，我们也建议行双踝切开复位及内固定治疗。大多数外踝的 Weber B 型和 C 型骨折可以用钢板和螺钉固定，而有些患者踝部外侧的内固定物会产生症状。一项研究显示，仅半数患者在取出内固定后疼痛会缓解。研究建议对 Weber B 型外踝骨折，采用抗滑技术行后方钢板固定，从而避免螺钉进入关节，降低了触摸到内固定物的发生率，并能提供较强的结构。在一项对 32 例患者的前瞻性研究中，没有发生不愈合、畸形愈合、伤口并发症、固定松动或关节内螺钉或可触及的螺钉。4 例患者有一过性腓骨肌腱炎，2 例患者由于拉力螺钉的位置不佳引起症状需取出钢板。Weber 等的研究表明，外踝的后方抗滑钢板的下拉会引起腓骨肌腱损伤。在他们的研究中，30% 的患者在取出内固定时有腓骨肌腱损伤。然而，这些患者中仅有 22% 在术前有症状。这些学者的结论是肌腱损伤与远端钢板的置入和在钢板最远端孔拧入的螺钉有关，因此建议避免在远端置入内置物或早期移除内置物。

对有些外踝骨折患者，仅用拉力螺钉固定也可能减少内固定的隆起（如图 6-2 所示）。一些研究者已经报道了只用拉力螺钉固定外踝骨折的成功经验，没有出现骨不愈合、复位丢失或软组织并发症。与钢板固定引起相似损伤相比，使用拉力螺钉内植物突出和疼痛问题更少。年龄 <50 岁的外踝骨折患者，如果是简单斜行且仅有少量粉碎骨折块，则可以置入两枚相距 1cm 的拉力螺钉。

一项研究表明，对骨萎缩的腓骨骨折，用髓内克氏针加强钢板固定，89% 的患者有轻微疼痛或无疼痛。在一项生物力学研究中发现，用克氏针辅助钢板，比单纯应用钢板抗弯性能增加 81%，抗扭转性能增加 1 倍。

一般的关节周围骨折的手术治疗，特别是踝关节骨折，应限制在 2 个时期，即早期和晚期。切开复位内固定应在损伤后 12 小时内进行，否则由于肿胀，应延迟至损伤后 2~3 周。术中如果软组织过度肿胀，可能需要延迟关闭切口或植皮。一项研究发现，对 Danis-Weber B 型双踝或相当于双踝骨折的患者行急诊和延迟切开复位内固定，在并发症、复位程度、活动范围或手术时间上没有差别。尽管延迟手术在技术上可能较为困难，但适合那些有严重闭合软组织损伤并存皮肤张力水疱的患者。骨折脱位需延迟切开复位者，必须立即行闭合复位和夹板固定，以防皮肤坏死。

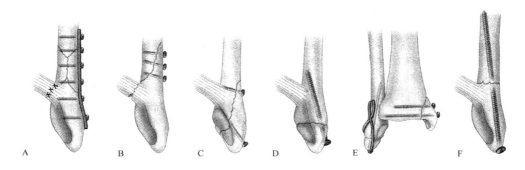

图6-2 外踝骨折的固定

A. 标准腓骨骨折固定，应用3.5mm的1/3管型钢板和螺钉；B. 多个3.5mm拉力螺钉固定；C.2枚拉力螺纹钉固定长斜形骨折；D. 单个3.5mm踝螺钉固定低位横行骨折；E. 张力带钢丝固定及4mm拉力螺钉固定伴随的内踝骨折；F. 3.5mm髓内螺钉固定

第三节　下胫腓联合损伤

下胫腓联合损伤最常见的损伤机制是旋前外旋、旋前外展，较少见的是旋后外旋（Danis - Weber C 型和 B 型损伤）。外力引起距骨在踝穴内外展或外旋，导致下胫腓联合断裂。

恢复下胫腓联合的解剖关系很有必要。如果腓骨在下胫腓联合平面以上骨折，则认为该联合已被撕裂，必须达到解剖复位。以前，对所有的下胫腓联合损伤都必须考虑行内固定，但 Boden 等在尸体解剖研究中证实，如果踝关节内侧未损伤，下胫腓联合的撕裂并不会引起踝关节不稳。如果存在踝关节内侧损伤，而且下胫腓联合撕裂向踝关节近侧延伸超过 4.5cm，会改变踝关节的生物力学特性；如果下胫腓联合撕裂向踝关节近侧延伸 <3cm，则不会改变踝关节的生物力学特性；下胫腓联合撕裂在 3~4.5cm，将产生不同的结果。从这些研究推论，有学者建议，如果下胫腓联合撕裂延伸至胫骨远端关节面以上 <3cm，或者内、外踝损伤经内踝固定或三角韧带修复后获得稳定，就没有必要进行下胫腓联合固定。

最近，一些学者提议解剖复位下胫腓联合，比如：三角韧带和胫腓后下方韧带的良好修复可以获得经下胫腓螺钉固定相同的功能疗效，但前提是下胫腓联合必须解剖复位。

在下胫腓联合处做固定的公认指征是：① 下胫腓联合损伤伴有不计划做内固定的腓骨近侧骨折和不能进行稳定的内侧损伤。② 超过踝穴顶近侧 5cm 的下胫腓联合损伤。对距踝关节 3～5cm 的外踝骨折，且内侧损伤（三角韧带）不能修复者，是否需要修复联合韧带仍存在争议。如果高位腓骨骨折合并下胫腓联合损伤而未行骨折固定，那么准确地恢复腓骨正常长度是困难的。再者，与固定单纯联合韧带相比，同时固定腓骨中段骨折和联合韧带可以改善生物力学特性。

用外旋应力试验和 Cotton 试验可以在术中判断下胫腓联合的完整性（Cotton 描述他的实验可以用来判定术中踝关节联合韧带的作用是否有效。用骨钩牵拉腓骨使之与胫骨分开，同时固定胫骨，以防胫骨移位）。如果没有显著的移位，就说明胫骨远端和腓骨的联合韧带是完整的。如果向外侧移位超过 3～4mm，就需固定下胫腓联合。术中 X 线片显示腓骨内侧壁与胫骨后踝外侧壁之间的清晰间隙应小于 5mm。持续增宽说明下胫腓联合没有复位。Xenos 等在尸体解剖研究中证实：通过测量外旋应力侧位 X 线片上腓骨向后的移位，比在应力下踝穴 X 线片所测量的移位更能准确地反映下胫腓联合解剖分离的程度。

固定下胫腓联合的方法有很多，最常用的是螺钉或斜穿钢针经外踝进入胫骨远端。这些钢针或螺钉不仅能维持下胫腓关节的解剖复位，还能稳定和固定踝穴的外侧支持结构。若选择螺钉固定，可选用 1～2 枚 3.5mm 或 4.5mm 的骨皮质螺钉，这两种固定方法具有同样的生物力学。用 2 枚螺钉固定比用 1 枚更稳妥，缝合修复的机械强度也最小。对高大或不配合的患者，Vander Griend、Michelson 和 Bone 建议用两枚下胫腓联合螺钉。下胫腓联合螺钉应通过腓骨两侧及胫骨一侧或两侧的骨皮质。生物可吸收螺钉也已经用于下胫腓联合的固定，与金属内植物相比具有类似的效果。

下胫腓联合螺钉是否需取出及何时取出仍有争议，有人认为在负重之前（6～8周）常规取钉，也有人建议直到骨折完全愈合且因此出现症状时再取钉。提倡负重之前取钉的理由是下胫腓固定扰乱了踝关节的力学机制，限制了背屈时腓骨正常的外旋运动。过早取钉可引起下胫腓联合再分离。如果采用三层骨皮质固定，螺钉一般是松动而不断裂，可能不影响踝关节的正常力学机制；如果采用四层骨皮质固定，发生断钉后可较容易取出两侧断端。一般说来，与断钉相比较，晚期产生的下胫腓联合再分离会引发更难处理的临床问题，因此建议保留螺钉至少 12 周。再者，在一年的随访中发现，保留下胫腓联合螺钉或取出下胫腓联合螺钉在临床结果上没有差别。事实上，一小部分螺钉断裂的患者临床结果有所改善。因此，建议不取出完整或断裂的下胫腓联合螺钉。我们倾向于不常规取出下胫腓联合螺钉，除非踝关节有僵硬症状和背伸受限。

在螺钉固定之前，下胫腓联合必须解剖复位，并暂时用克氏针或复位钳固定。Miller 等注意到，在一群患者中于直视下复位下胫腓联合会显著减少下胫腓联合复位不良。我们鼓励在直视下切开复位下胫腓联合。螺钉的拧入位置应在胫骨远端关节面以上 2 ~ 3cm，与关节面平行，并应向前成 30°，以使其与下胫腓关节垂直。若螺钉的位置太靠上，会使腓骨畸形并致踝穴增宽；假如螺钉不与踝关节面平行，腓骨可能向近端移位；如果螺钉没有与下胫腓关节垂直，腓骨可能依然向外侧移位。AO 组织主张应用全螺纹螺钉以中立位固定下胫腓联合。然而，其他学者认为拉力螺钉的固定更可靠。传统上，在下胫腓联合固定时，踝关节要最大限度地背屈，以防术后活动受限。然而，有数据反驳了这个结果，认为最大背屈无作用，而且有产生外旋复位不良的风险。其他研究发现，术后采用 X 线片评估下胫腓联合的复位是不可靠的，采用 CT 评估的效果更好。

如果用小钢板固定腓骨骨折，这枚下胫腓联合螺钉可以是将钢板固定于腓骨外侧的螺钉之一（如图 6 - 3 所示）。若要获得满意的功能，腓骨的复位及固定必须达到本节开头所述的三个要求。偶尔，下胫腓联合会撕脱 1 个小骨折块。在这种情况下，可通过拉力螺钉将此骨折块固定于下胫腓联合。

Egol 等对不稳定踝关节骨折后进行下胫腓联合固定的效果进行了评估。他们对患者随访了一年，发现固定下胫腓联合的踝关节骨折的术后效果比单纯固定踝关节骨折的术后效果要差。

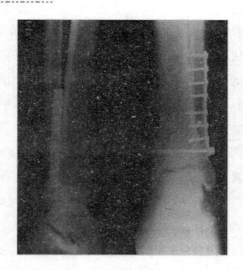

图 6 – 3　腓骨在韧带联合平面以上骨折，下胫腓韧带联合断裂

三角韧带撕裂。三角韧带已经修复。用小节段钢板固定腓骨骨折，
将下胫腓韧带联合复位，并用 1 枚螺钉经钢板远端钉孔予以固定

一、外踝固定

如果腓骨骨折是双踝骨折的一部分，通常在固定内踝之前，我们先将外踝或腓骨骨折复位并固定。有一个例外，那就是双踝或三踝中的腓骨骨折为粉碎性骨折的时候。有时，如果外踝发生严重粉碎性骨折，冠状位上可能会出现过度复位，导致内踝处损伤的解剖复位困难。此时，应优先复位固定内踝。

可以通过前外侧纵向切口显露外踝及腓骨干远端，保护腓肠神经及腓浅神经。另外，也可以选择后外侧切口，采用后侧抗滑动技术置入钢板。后外侧入路放置钢板可以获得远端由后向前的双皮质固定，还有一个理论上的优点就是不需要在外侧直接放置内置物。然而，暴露下胫腓前联合可能有些困难。骨膜外剥离是目前的主要趋势。

如果骨折线足够倾斜、骨质好，且两骨折端完整无碎骨片，可用两枚拉力螺钉由前向后拧入，使骨折块间产生加压作用。螺钉间隔约 1cm（如图 6 – 4 所示）。螺钉长度很重要，其必须穿透后侧骨皮质才能保证固定，但又不能向后穿出太多而影响腓骨肌腱鞘。

如为横行骨折，可采用髓内固定。纵行分开跟腓韧带的纤维，暴露外踝尖端。

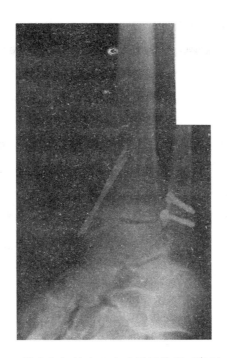

图 6-4　双踝骨折，用拉力螺钉技术固定腓骨低位斜形骨折，用克氏针固定内踝

插入 Rush 针、腓骨交锁针或其他髓内固定器材，经骨折线达骨折近端髓腔。应用髓内固定时，注意勿使外踝向距骨倾斜。髓内固定的进针点往往位于外踝尖部的外侧面。因为髓内钉为直形，稍不注意就会引起外踝向距骨倾斜，造成踝穴狭窄，踝关节活动度减小。将髓内钉塑形可避免这类错误。

如果骨折在胫骨远端关节面以下，远端骨块较小且骨质好，可用 3.5mm 踝螺钉行髓内固定。少数情况下，较高大的患者可用 4.5mm 拉力螺钉。踝螺钉也可以轻度倾斜，使其穿透腓骨近侧骨折段的内侧皮质。

对有骨质疏松的患者，可用克氏针由外侧向内侧斜行穿过远近侧骨折块，并用张力带钢丝加固。此外，还可以通过预塑型关节周围锁定装置来固定骨折，提供更好的稳定性。

骨折必须解剖复位并维持腓骨的长度。

如果骨折在下胫腓联合平面以上，对已解剖复位的小骨折块，应用 1/3 管型钢板可以提供满意固定。对于较高大的患者，可用 3.5mm 动力加压钢板固定。钢板可增强拉力螺钉的固定作用，或者用于跨过粉碎性骨折段。通常将三枚骨皮质螺钉置于骨折近端腓骨干上，将 2 ~ 3 枚螺钉置于骨折的远端，经单侧骨皮质的骨松质螺钉放置在胫骨下关节面以下。如果钢板置于后外侧，它将起到抗滑钢板的作用。

二、内踝固定

做前内侧切口，起自骨折线近侧约 2cm，向远端并向后延伸，止于内踝尖端下约 2cm。我们主张这个切口有两个原因：首先，损伤胫后肌腱及其腱鞘的可能性小；其次，术中可看到关节面，尤其是前内侧面，以便准确复位骨折。

仔细保护皮肤，将皮瓣与其皮下组织一起掀起。该部位皮肤血供较差，必须小心操作，以防皮肤坏死。保护大隐静脉及其伴行神经。

内踝远端骨折块一般向下、向前移位，且常有小的骨膜皱褶嵌入骨折内。用刮勺或骨膜起子清除嵌入骨折的骨膜，暴露齿状骨折面。

清除小的、松动的骨或软骨碎片，保留大的软骨骨块，并通过移植骨块来支撑。

用持骨器或巾钳将内踝骨折复位至正常位置并予以维持，然后钻入两枚 2mm 的光滑克氏针，穿过骨折部位做临时固定。

摄正、侧位 X 线片检查骨折复位情况。如果复位满意，拔除其中一枚克氏针并拧入一枚 4mm 拉力螺钉，然后拔除置换另一枚克氏针（如图 6 - 5 所示），也可用 2.5mm 和 3.5mm 的钻头为螺钉钻孔；如果采用双皮质的拉力螺钉固定，则需要一个长的骨盆钻头。

仔细检查关节内情况，特别是踝关节内上角（内穹窿位置），确保螺钉没有通过关节面，同时治疗踝关节前内侧存在的任何形式的骨质压缩。

摄 X 线片观察螺钉及骨折的位置。

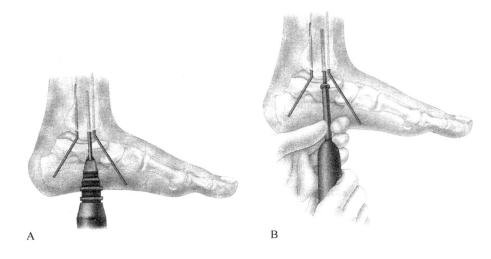

A   B

图 6-5　内踝骨折内固定的 AO 技术

A. 用两根克氏针维持复位，并将其针尾折弯，以利于钻 3.2mm 的骨孔，测量孔
的深度；B. 不需攻丝，拧入踝螺钉，拧紧螺钉后去除克氏针。如果骨折块仍有
旋转倾向，加用一枚小螺钉或加压钢丝固定

如果内踝骨折块很小或粉碎，可能不适于螺钉固定，在这种情况下，可用
几枚克氏针或张力带钢丝固定。内踝大块的垂直形骨折，且其近侧粉碎时，需
用支撑钢板固定，以防骨折再移位，通常用一块小的 1/3 管型钢板便可。由于
该部位皮肤覆盖条件差，在应用体积较大的金属固定物时，应特别小心，以免
发生伤口并发症。

术后处理：石膏后托固定踝关节于中立位，并抬高患肢。如果骨质条件好
且内固定牢固，术后第 1 次复查时可去除石膏后托，改用可卸夹板或石膏靴固
定，然后开始关节活动度的练习。6 周内限制负重，如果骨折愈合较好，6 周后
开始部分负重，并逐渐完全负重。

如果皮肤条件、骨质、并发症（如糖尿病）或其他因素影响了固定的牢固
程度，那么必须延长骨折保护时间。通常采用短腿石膏托固定。在骨折良好愈
合之前，患者的踝部不能负重（8~12 周）。之后改用可行走的短腿管型，并逐
渐开始负重。

第四节　三角韧带撕裂合并外踝骨折

　　三角韧带撕裂伴外踝骨折，通常由足部旋后外旋引起。但内踝未发生骨折，而是三角韧带撕裂，允许距骨向外侧移位（如图 6 - 6 所示）。通常，踝关节的前侧关节囊也被撕裂。三角韧带，尤其是它的深束，对踝关节的稳定性非常重要，因为它可以防止距骨向外侧移位和外旋。当外踝骨折伴有踝关节内侧面压痛、肿胀和血肿时，应怀疑合并三角韧带撕裂。然而，已经证明在内踝压痛与深部三角韧带断裂方面没有明显的关联。常规的踝关节前后位 X 线片可能显示距骨没有向外移位，如果摄踝关节旋后和外旋应力位 X 线片，就会发现距骨移位及倾斜，并显示踝穴内侧间隙明显增宽（>4mm）。进行如上摄片时，应注意将踝关节置于中立位。如若踝关节跖屈，距骨最狭窄的部位进入踝穴，即使没有损伤也会显示踝穴增宽，还可以拍摄负重下的外旋应力 X 线片。

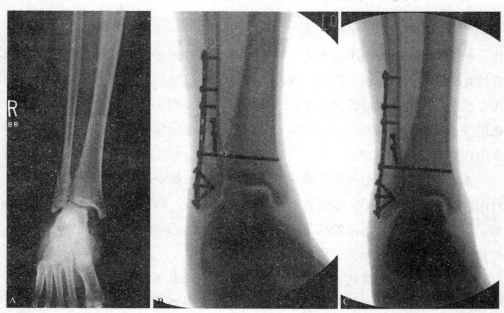

图 6 - 6　外踝骨折并发内侧关节间隙增宽，下胫腓分离

A. 术前 X 线片；B、C. 术后 X 线片，腓骨解剖复位，用 1 枚单纯的四皮质螺钉固定维持下胫腓骨复位

距骨在踝穴内移位，对这类损伤难以行闭合治疗。距骨外移 1mm，胫距关节的有效负重面积将减少 20% ~ 40%；如果外移 5mm，则可减少 80%。如果选择闭合治疗，应密切随访观察距骨移位情况。对这种损伤的最佳治疗是有争议的。在皮肤条件、患者年龄允许的情况下，可以行腓骨切开复位内固定，同时进行或不进行三角韧带修复。非手术治疗也是可行的，需要仔细阅读 X 线片，以确保维持一个合适的踝穴。如果只修复三角韧带，尽管术后用管型石膏固定，距骨仍会向外移位。如果只固定腓骨，三角韧带断端可能嵌于内踝与距骨之间而影响骨折的准确复位，或者可能导致此韧带愈合后松弛。对于应力性外踝骨折，伤后一年随访，尽管非手术治疗与切开复位内固定后的踝关节功能状态相当，但前者具有潜在的并发症，包括内踝间隙增宽、外踝的延迟愈合或者不愈合。

外踝骨折可用几种不同的方法固定，最常用的是 1/3 管型钢板及 3.5mm 骨皮质螺钉固定。长斜行骨折可单独使用拉力螺钉固定。位于胫骨下关节面以远的骨折（Danis – Weber A 型骨折）可用踝拉力螺钉或克氏针张力带钢丝固定。我们也用克氏针通过腓骨远端骨折块斜行穿入胫骨固定。Rush 髓内钉可用于外踝的横行骨折，但不能控制旋转。目前，已经研制出用于固定腓骨骨折的交锁髓内钉。

三角韧带修复及外踝内固定手术技术如下所述：

做前内侧弧形切口，与内踝骨折内固定的切口相似，但稍向远端延伸。

然后寻找三角韧带，它由两部分组成，浅部呈扇形，深部则短而厚。浅部几乎都在中部横行撕裂或从内踝处撕脱，而呈扇形分开的下附着点处则很少发生撕裂。

必须切开胫后肌腱鞘并将该肌腱移位，以探查和修复更重要的三角韧带深部。深部可从内踝尖部撕裂，或从距骨内侧面撕脱，也可在中部撕裂。

最常见的是从距骨内侧面撕脱。这时，用两根 0 号不可吸收的缝线穿过韧带，经斜穿距骨体部和颈部的骨孔由距骨窦部位将缝线引出。此缝线在腓骨解剖复位及内固定后再行打结。也可以采用缝合锚钉技术。

如前所述，做一个外侧纵向切口暴露外踝。

解剖复位并固定外踝骨折。

外踝骨折坚强固定后，将从距骨窦部位穿出的缝合三角韧带的缝线收紧结扎。

关闭外侧切口。

再经踝关节内侧切口，将胫后肌腱复位纳入腱鞘，缝合腱鞘。

再用不可吸收的缝线间断缝合修复三角韧带浅部。

若整个三角韧带都从内踝部撕脱，可在内踝钻 2~3 个小骨孔，将数根缝线间断从骨孔和撕裂的韧带末端穿出，将这些缝线保留在韧带，不要打结，等外踝固定后再收紧打结。因为提前打结，在固定外踝时这些缝线可能会因牵拉而松弛。如果在穿入缝线之前固定外踝，韧带的修复将非常困难。

第七章 人工髋关节置换术

第一节 人工全髋关节置换术

一、适应证

因以下任何一种疾病，出现疼痛、功能障碍而明显影响生活质量者：

原发与继发性骨关节炎晚期。

股骨头缺血性坏死 Ficat 3、4 期。

髋臼发育不良或先天性髋脱位。

强直性脊柱炎或类风湿关节炎。

有移位的老年股骨颈头下型或 Garden 4 型骨折，或患者在内固定术后不能合作，不能负重活动或部分负重活动者。

股骨颈骨折骨不连。

股骨近段肿瘤或髋臼肿瘤。

化脓性或结核性髋关节炎静止期。

髋关节强直，特别是强直于非功能位者，或髋融合术失败者。

虽有以上疾病，但疼痛与功能障碍较轻、对生活与工作能力影响尚不严重，特别是年龄较轻的患者，一般不属于人工髋关节置换指征。

二、禁忌证

全身状况差或有严重伴发病，难以耐受较大手术者。

髋关节或其他部位存在活动性感染。

全身或局部严重骨质疏松或进行性骨量丢失疾病。

神经营养性关节病（Charcot 关节病）。

髋外展肌肌力不足或丧失。

年龄小于 65 岁应慎用。

曾有髋关节化脓性感染或结核病史，没有足够的随访依据证实病变已静止一年以上。

无法配合术后功能康复，如帕金森病、脑瘫、智力障碍等。

股骨上段严重畸形、髓腔硬化性疾病，以至假体柄难以插入股骨髓腔者，可考虑表面置换或定制型人工关节置换。

前两条为绝对禁忌证，其他为相对禁忌证。

三、手术入路

全髋置换术能采用的入路很多（如图 7 - 1 所示），习惯上按该入路的原始设计人或改良者命名。

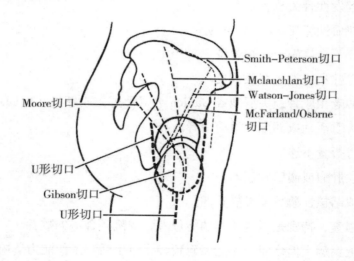

图 7 - 1　髋关节各种切口示意图

（一）前侧入路

经缝匠肌与阔筋膜张肌间隙显露髋关节，以史密斯彼得森（Smith - Peterson）入路为代表。优点为切口通过肌间隙，不切断肌肉或其支配神经，出血少且显露范围广，可根据需要充分显露髂骨翼、髋关节和股骨上段，并能通过起止点剥离松解髋关节屈曲挛缩。缺点为可能损伤股外侧皮神经、术后易形成异位骨化、完成暴露时间长。本入路特别适用于伴有髋关节屈曲挛缩的患者。步骤如下：患者仰卧位，术侧臀部以沙垫垫高20°，铺巾后应能允许术侧下肢向各个方向活动。切口起自髂棘中点，经髂前上棘向下沿股骨干纵轴延伸10cm，外旋下肢，牵张缝匠肌，暴露缝匠肌与阔筋膜张肌间隙（如图7－2A所示），找出股外侧皮神经并向内牵开，自肌间隙劈开阔筋膜，结扎间隙内血管，用骨膜剥离器自髂嵴掀开阔筋膜张肌的髂骨止点，暴露股直肌及其间隙，结扎并切断股外侧动脉的升支，有时需切断缝匠肌的髂前上棘止点以改善暴露，自髂前上棘、髋臼上部及髋关节囊游离股直肌，分离股直肌和臀中肌，注意保护股动脉。暴露关节囊，用霍夫曼（Hohmann）拉钩牵开股直肌及髂腰肌，内收内旋髋关节，以髋臼缘为基底，T形切开关节囊（如图7－2B所示），继续外旋髋关节，切断圆韧带，下肢内收、外旋、伸直使髋关节向前脱位。如需扩大暴露或松解髋关节屈曲挛缩，可自髂骨剥离臀中、小肌和阔筋膜张肌的起点，必要时部分或大部横断阔筋膜。分离股外侧肌和股直肌间隙，也可行大转子截骨或在大转子上方切断臀中小肌前部（必须在术毕时认真修补）。

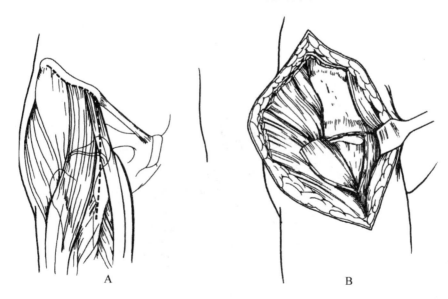

A   B

图7－2　前侧入路

A. 经缝匠肌与阔筋膜张肌间隙暴露关节；B. 以髋臼缘为基底，T形切开关节囊

（二）前外侧入路

体位采用仰卧位或健侧卧位。经阔筋膜张肌与臀中肌间隙显露髋关节，有时需将臀中肌前部止点剥离或行大转子截骨。优点为显露快、操作简捷。缺点为髋臼显露不充分。前外侧入路适合人工股骨头置换术。

以沃森琼斯（Watson - Jones）入路为代表：取仰卧位，臀下垫枕。做一弧形切口，自髂前上棘之外侧下 2.5cm 处开始，向下后经过股骨大转子之外侧面，直至股骨大转子基底部下 5cm 处止（如图 7 - 3A 所示），分离臀中肌与阔筋膜张肌间的间隙，将臀中肌向后牵开，阔筋膜张肌向前牵开，外旋髋关节（如图 7 - 3B 所示），在切口的下段将股外侧肌起端向下翻转，或将股外侧肌纵行分开，以显露股骨大转子基底及股骨干的上端，切断臀中肌大转子止点的前部或行大转子截骨，于髋臼上缘及前缘各置一拉钩，顺股骨颈的前上面将关节囊作纵行切开，外展外旋髋关节使股骨头向前脱出。

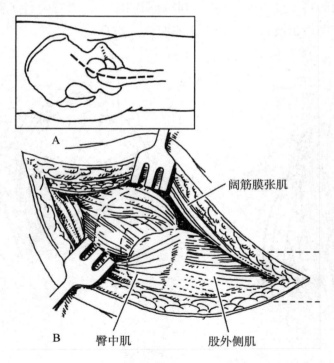

图 7 - 3　Watson - Jones 入路

A. 皮肤切口；B. 牵开臀中肌，暴露关节囊

（三）直接外侧入路

通过牵开外展肌而暴露关节，优点为手术显露较广泛，可用于各种较复杂的人工髋关节置换术，缺点为大转子截骨或臀中肌剥离后需可靠修复，从而增加了手术时间和出现并发症的风险，术后可能并发外展无力或跛行，一般用于髋关节显露困难病例或翻修手术。双杯置换术由于不切除股骨头，髋臼显露与操作较困难，也常采用大转子截骨暴露。

以哈丁格（Hardinge）入路为例：仰卧位，患侧大转子靠手术台边缘。切口通过大转子中点，近端向后上方延长，远段沿股骨干前缘延长（如图7-4 A所示）。沿皮肤切口切开髂胫束后，纵向切开臀中肌肌腱，使其在大转子近端向前翻转，向下延伸切开股外侧肌，将股外侧肌和臀中肌前部一并向前牵开（如图7-4 B、C所示）。剥离臀小肌止点，暴露并切开关节囊，外旋内收患肢使髋关节前脱位。术毕需重建臀中小肌。

麦克劳克兰（McLauchlan）入路：取仰卧位，以大转子中点为中心行外侧直切口（如图7-5 A所示），外旋髋关节，顺皮肤切口方向切开深筋膜和阔筋膜张肌，将这些结构向前牵开，暴露臀中肌和股外侧肌，顺纤维方向劈开臀中肌（如图7-5 B所示），以骨凿凿下两块相互垂直的大转子骨片，骨片近端仍与臀中肌相连，远端仍与股外侧肌相连，牵开骨块暴露臀小肌（如图7-5 C所示），分离臀小肌在大转子上的附着点，外旋髋关节，切开关节囊，紧贴髋臼和股骨颈前后缘插入两把Hohmann拉钩，屈曲外旋髋关节即可将关节前脱位（如图7-5 D所示）。此入路可较好暴露髋臼和股骨颈，适用于常规置换术和翻修术。

其他包括哈里斯（Harris）入路，海伊（Hey）、奥斯本（Osborne）等改良入路，目的均为尽可能保持臀中肌的连续性。

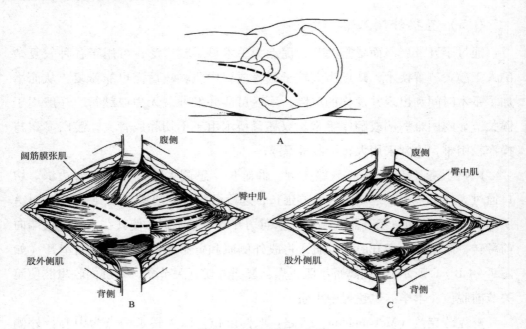

图 7 - 4　Hardinge 入路

A. 皮肤切口；B. 臀中肌保持连续；C. 关节囊暴露

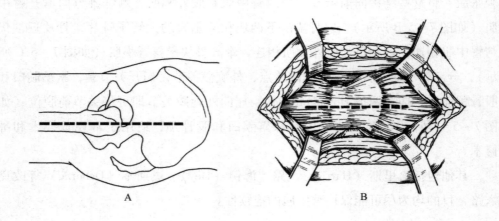

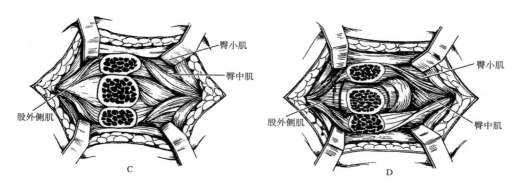

图 7 - 5　McLauchlan 入路

A. 皮肤切口；B. 顺纤维方向劈开臀中肌；C. 骨凿凿下两块大转子骨片，骨片近端仍与
臀中肌相连，远端仍与股外侧肌相连；D. 屈曲外旋髋关节将关节前脱位

（四）后侧入路

在不同水平顺臀大肌肌纤维方向分离进入关节。主要优点为不涉及臀中肌，
不影响外展功能，且对髋关节后方暴露良好，髋臼显露满意，并可探查、保护
坐骨神经。缺点是髋臼前缘暴露和对前方软组织作松解较为困难，有报道认为
术后假体后脱位发生率较高。

改良吉布森（Gibson）入路：取侧卧位，在骶骨与耻骨联合处安放透 X 线
的固定托，严格保持骨盆垂直于手术台，以利于术中定位。手术台与侧胸壁之
间垫以软枕，使腋窝不受压迫。于髂后上棘前方 6～7cm 近髂嵴处切开，向远侧
经大转子前缘，沿股骨轴线向下 6～18cm（如图 7 - 6A 所示）。作切口时如髋关
节处于伸直位，则切口为弧形。如将术侧髋关节屈曲 45°，则皮肤切口为经过大
转子、与臀大肌纤维方向平行的直切口。沿髂胫束纤维走向自远向近切开髂胫
束到大转子，外展大腿，将手指伸入髂胫束下，触及臀大肌前缘，顺前缘向近
侧延伸切开（如图 7 - 6B 所示）。内收内旋髋关节，显露大转子及附着其上的
臀中小肌。再将髋关节内旋，保持短外旋肌张力，切断大转子下方的股方肌，
结扎旋股内侧动脉，紧贴大转子切断梨状肌、闭孔内肌及上下孖肌（如图 7 -
6C 所示），连同坐骨神经一起向后内牵开，暴露并广泛切开关节囊（如图 7 -
6D 所示），如关节囊增厚或瘢痕化，应予切除，以利于安放假体和复位。屈髋
屈膝、内收内旋下肢即可使髋关节后脱位（如图 7 - 6E 所示）。术毕时应修复

短外旋肌群，以减少术后脱位。

摩尔（Moore）入路：也称为南方入路。取侧卧位。从髂后上棘远侧 10cm 处，沿臀大肌纤维方向，经大转子后方，再沿股骨干纵轴向远端 10cm 切开（如图 7-7A 所示），切开深筋膜，下段切开髂胫束，上段切开臀大肌筋膜，钝性分离臀大肌，牵开后暴露大转子及附着的肌肉（如图 7-7B 所示），切断短外旋肌群，暴露、切开关节囊（如图 7-7C 所示），屈髋屈膝 90°、内旋下肢，向后脱出股骨头（如图 7-7D 所示）。Moore 入路的近端切口较偏内下，显露坐骨神经和安放假体更为方便。

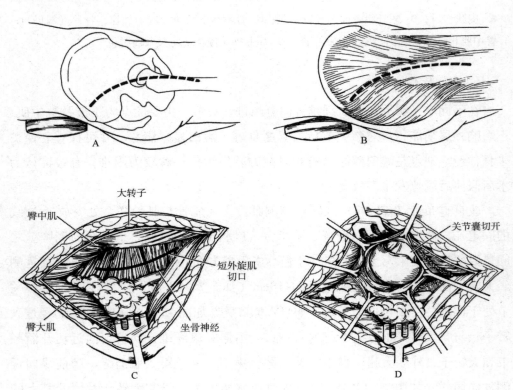

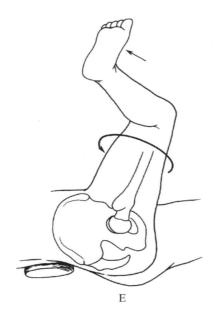

E

图 7 - 6 改良 Gibson 入路

A. 皮肤切口；B. 沿髂胫束纤维走向自远向近切开髂胫束到大转子，顺臀大肌前缘向近侧延伸切开；C. 短外旋肌的暴露和切断；D. 广泛切开关节囊；E. 屈髋屈膝、内收内旋下肢使髋关节后脱位

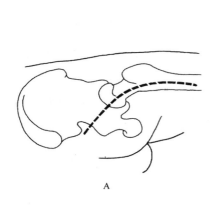

A

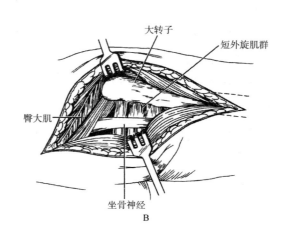

B

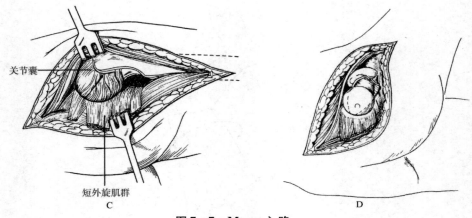

图 7－7　Moore 入路

A. 皮肤切口；B. 暴露短外旋肌和坐骨神经；C. 切断短外旋肌，暴露关节囊；D. 广泛切开关节囊

（五）大转子截骨术

最初的查恩利（Charnley）人工全髋关节置换术均采用大转子截骨术，其优点在于：术毕缝合时大转子可向远侧及外侧移位，固定在股骨干上，以增加外展肌力臂；术中比较容易脱出股骨头；髋臼显露较好；股骨髓腔扩髓时，较少出现皮质穿通；股骨髓腔骨水泥充填方便；股骨假体植入容易且位置较易控制。但缺点也多：术中出血较多；手术时间延长；大转子固定困难；易形成血肿；可发生大转子移位或骨不连、大转子滑囊炎、外展肌无力等。因此近年来，在初次髋置换术时，这一方法已基本不用。但在一些特殊情况下仍可考虑应用，如髋关节强直、髋臼内陷、股骨近端畸形、严重髋关节发育不良等，大转子截骨有利于改善暴露、髋臼重建及股骨头脱位，截骨方法可分为：标准截骨、滑动截骨、斜行截骨、水平截骨、垂直截骨以及扩展截骨（如图 7－8 所示）。

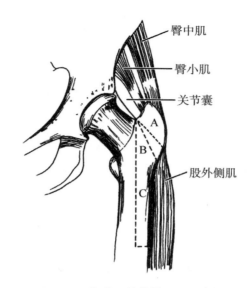

臀中肌

臀小肌

关节囊

股外侧肌

图7－8　常用三种截骨平面示意图

A线为标准截骨线；B线为滑动截骨线；C线为扩展截骨线

1. 标准截骨

髋关节暴露后，从前向后于臀小肌和关节囊之间插入一把骨膜剥离器（如图7－9A所示），截骨面位于股骨颈与大转子基部转折处，骨刀横过臀中小肌止点与骨外侧肌起点交界的沟，至殴外侧肌结节以远1cm处。截骨时先剥离股外侧肌腱在大转子上的附着点，即可显示股外侧肌起点与臀中、小肌止点之间的沟状界限，骨刀可沿该界限完成截骨。将截下的大转子向近端牵引，切断短外旋肌的附着后即可连同臀中、小肌一起上翻（如图7－9B、C所示）。复位时以巾钳钳夹，四道16～18号钢丝作横向与纵向相互垂直环扎固定（如图7－10所示），也有采用两道钢丝固定（如图7－12所示），或附加螺钉、Dall Miles大转子抓持器固定（如图7－11所示）。

2. 滑动截骨

由格拉斯曼等首先报道，目前已替代标准截骨，其优点在于保持臀中肌－大转子－股外侧肌联合体的完整性，从而保证大转子原位复位，即使发生大转子骨不连，仍能保证外展肌的一定功能，大转子的血运也能得到较好的保护，使术后大转子上移、外展肌无力、跛行等并发症减少。截骨操作前，将拟安置骨刀或线锯处的股外侧肌从股骨干前外侧作骨膜下剥离，但保护该肌近端在大转子的腱性附着（如图 7 - 13A 所示），在此附着点远侧凿断大转子，切断短外旋肌及臀小肌的附着，将臀中肌 - 大转子 - 股外侧肌一起向前移（如图 7 - 13B 所示）。这种方法大转子骨块较小，固定通常采用两道钢丝，先在股骨内侧小转子近侧钻两骨孔，再在股骨近端及大转子骨块上钻四个孔（如图 7 - 13C 所示），钢丝穿好后，将臀小肌缝合于臀中肌深面，钢丝抽紧打结于大转子外侧（如图 7 - 13D 所示）。由于保留臀中肌与股外侧肌的连续性，大转子不可能发生上下移位，本节一般只使用 7 号丝线缝合，亦可满足固定要求。

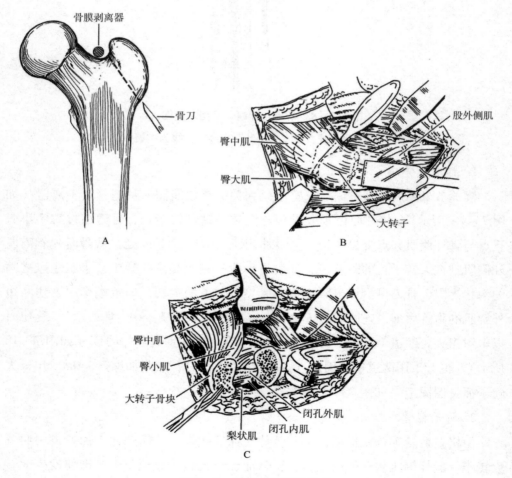

图 7 - 9 标准大转子截骨术

A、B. 骨膜剥离器械与骨刀的放置部位；C. 截下的大转子向上翻转

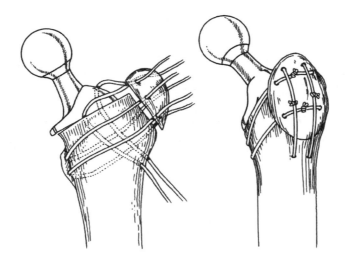

图 7 - 10　标准截骨后四道钢丝固定

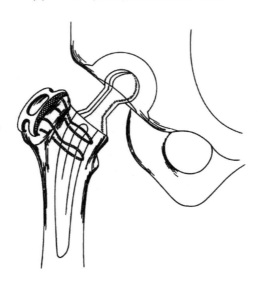

图 7 - 11　Dall Miles 大转子抓持器固定

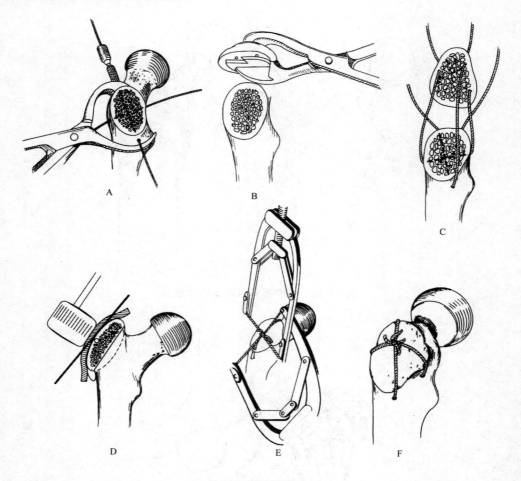

图 7 – 12　两道钢丝固定

A. 截骨端钻孔穿钢丝；B. 大转子骨块打孔；C. 穿好钢丝；D、E、F. 钢丝打结固定

以下几种截骨较多用于翻修术。

3. 斜行截骨

主要用于直接外侧入路时扩大暴露并预防脱位，臀中小肌的分离同标准截骨。前半部分截骨较标准截骨偏近侧，方向相同，后半部分截骨线位于短外旋肌附着点和转子间棘的外侧，截骨块前宽后窄（如图 7 – 14 所示），但臀中小肌均附着其上，大转子向近侧翻转，切除前关节囊，使关节前脱位。固定采用两道水平三道垂直的钢丝，第三道垂直钢丝位于股骨干外侧，两道水平钢丝通过小转子包绕股骨近端。

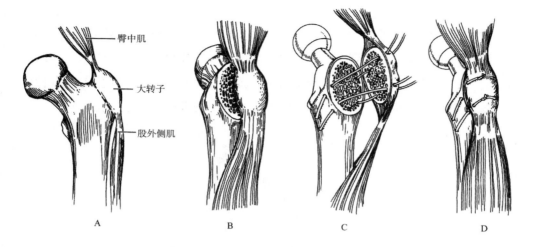

图 7 - 13　大转子滑动截骨和固定

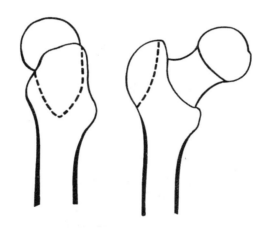

图 7 - 14　大转子斜行截骨

4. 水平截骨

在翻修病例需行大转子截骨时，有时由于转子间区局部骨量过少，按常规截骨后无法进行重新固定，此时可采用水平截骨。截骨在不破坏臀中小肌止点的情况下，尽可能靠近端进行水平或短斜行截骨（如图 7 - 15 所示），固定时下肢外展位，截骨块向骨干方向推移，以重新附着于较好骨床上，骨块过大会明显影响推进幅度，采用四道钢丝固定或可加钛网，以利于应力的均匀分布。

5. 垂直截骨

适用于曾行大转子向远侧推移截骨的病例，术时应充分显露股中间肌、股外侧肌在股骨上的附着直到大转子远侧，截骨必须在股骨外侧皮质外 2～3mm，即在转位的大转子上截骨，以保证截下的大转子复位后可重新附着在松质骨床上（如图 7－16 所示），三道水平钢丝加钛网是比较常用的固定方法。

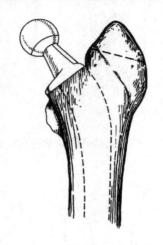

图 7－15　大转子水平截骨

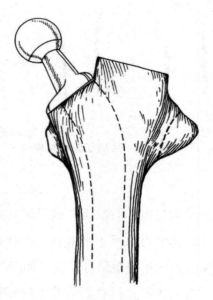

图 7－16　大转子垂直截骨

6. 扩展截骨

适用于翻修术，以利于取出固定的假体和水泥鞘。术前必须根据 X 线及模板设计好截骨大小，一般使用前外侧骨膜及软组织为合页，形成包括臀中肌、大转子、前外侧股骨干和股外侧肌在内的完整骨、肌肉袖。在预计截骨平面的远侧预先捆扎一道钢丝以防劈裂，钢丝可在截骨片复位及固定后去除。截骨片不超过骨干周径的 1/3～1/4，纵向截骨线位于股外侧棘的前方，另一条与之平行，截骨面必须倾斜，以保证复位时接触紧密，转子区截骨方向应向内斜，以保证包括整个大转子（如图 7－17A～D 所示）。固定可采用多股钢丝或扎带环扎。对于重新骨水泥固定的假体，可先在截骨面铺上一层明胶海绵作为衬垫，以防止骨水泥渗漏到截骨间隙，影响截骨愈合（如图 7－17E～G 所示）。在将大转子向远端推移时，可在截骨块的远侧和近内侧分别截除部分骨质，以利于推移（如图 7－17H、I 所示）。

下文以后方入路为例，介绍人工髋关节置换术。

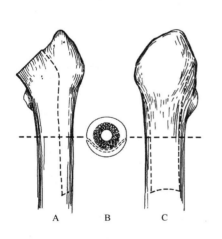
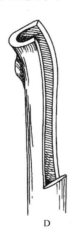
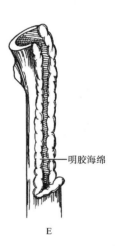

明胶海绵

A　　B　　C　　　　　　D　　　　　　E

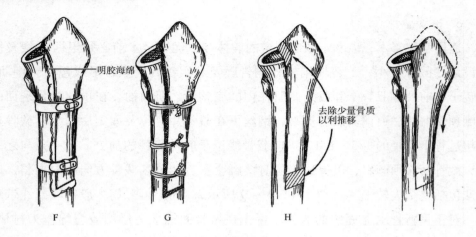

图 7 − 17　大转子扩展截骨

A、B、C、D. 纵向截骨线位于股外侧棘的前方，截骨面必须倾斜以保证复位时接触紧密，转子区截骨方向应向内斜以保证包括整个大转子；E、F、G. 如采用骨水泥固定，先在截骨面铺上一层明胶海绵作为衬垫，以防止骨水泥渗漏到截骨间隙；H、I. 必要时截骨块的远侧和近内侧分别截除部分骨质，以利于将大转子向远端推移

四、麻醉

全身麻醉，也可采用持续硬膜外麻醉。

五、体位

健侧卧位，在骶骨与耻骨联合处安放透 X 线的固定托，以严格保持手术全程中骨盆和躯干垂直于手术台，手术台平行于地面，以利于术中定位。

六、操作步骤

（一）股骨头脱位及股骨颈截骨

经后方入路显露髋关节后，切开或切除后关节囊，将患肢置于最大内收内旋位，在髋关节内旋的同时，用骨钩向外牵拉股骨颈，使股骨头后脱位。使用骨钩（或 Hohmann 拉钩）有利于减少股骨干扭转应力，防止股骨骨折和膝关节损伤。将患肢进一步内旋至胫骨垂直于手术台面，以试模确定股骨颈截骨平面，用电刀或骨刀标记截骨线。截骨线一般应位于转子间线的近侧，截骨面内侧一般在小转子上缘以上 0.5~1.0cm，而股骨颈的外侧部分不应有任何残留。大转子的内面亦应截除一层，以免妨碍髓腔钻与锉的插入。

（二）髋臼显露与准备

股骨颈截骨后，去除股骨头与颈，需要时进一步切除髋关节前方关节囊。用一钝头 Hohmann 拉钩从残留股骨颈下方插入，拉钩顶端越过髋臼前缘进入骨盆，将拉钩柄撬向前方，股骨近端即被推向前方而显露髋臼前缘。拉钩应紧贴髋臼缘骨皮质，以免损伤股神经、血管。在髋臼横韧带深面放置一 Hohmann 拉钩，暴露髋臼下缘。用另一 Hohmann 拉钩牵开髋臼后方软组织，适度旋转股骨以获得髋臼最佳暴露。如向前牵开股骨困难，首先应彻底松解关节囊，如仍不满意可切断臀大肌的股骨止点。清理髋臼盂唇、臼窝内的软组织及骨赘等，暴露出髋臼的骨性边缘。彻底切除臼窝内软组织有助于显露窝底骨板，后者是估计髋臼内壁厚度的重要标志，髋臼锉扩大髋臼时应深达臼窝底，以清除所有马蹄形软骨，但不超过窝底骨板。磨锉时应从最小号髋臼锉开始，先磨出臼窝中心与深度，再逐步增加髋臼锉直径，按假体植入方向扩大髋臼。如横韧带肥厚影响髋臼锉的进入，需予切除，切除时应避免损伤闭孔血管分支，此处止血困难。磨锉时，股骨颈残端应向前充分牵开，保证髋臼锉插入髋臼时，不会受到股骨颈残端的限制和挤压而偏向后方，以致过多磨锉髋臼后上方的软骨下骨。磨锉过程应反复检查，保持固定的磨锉方向，保证所有软骨均被去除，直达有细小点状出血的软骨下骨板。磨锉后的臼窝最高点应高于髋臼外缘水平。

（三）非骨水泥髋臼假体植入法

术前以假体试模测量假体的型号及植入方向。一般假体的直径较所用的对应髋臼锉大 1mm，这样可保证假体有较好的初始稳定性。髋臼假体的正确定位为外展 40°±10°、前倾角 15°±10°，直柄假体前倾角宜稍大些。植入假体前将手术床位置归零，并检查患者体位是否牢靠地固定于 90°侧卧位，以获得准确定位。在植入过程中，如假体已接触髋臼底，敲击时会有明显的音调变化，此时可经假体底部小孔检查假体与臼底骨面的贴合情况。如有必要可加用螺钉固定。在螺钉固定时应避免伤及周围血管神经。目前一般采用瓦谢列夫斯基的四象限法，即以髂前上棘和髋臼中点连线及与它垂直的线，将髋臼分成前上、前下、后上、后下四象限。前上象限和前下象限应尽量避免安放螺钉，因有可能伤及髂外动静脉和闭孔血管神经。后上象限最安全，如在后下象限钻孔及拧入螺钉，术者以示指插入坐骨大切迹附近，以防伤及坐骨神经和臀上血管。一般采用直径6.5mm的自攻螺钉，长度应使用测深器确定，一般安放2~3枚螺钉。螺钉头部应完全埋入假体上的螺钉孔，否则会导致聚乙烯内衬安放困难。冲洗后安装聚乙烯内衬。

（四）骨水泥型髋臼植入法

骨水泥固定的髋臼假体分两大类，即带金属外壳的聚乙烯假体和全聚乙烯假体，目前认为带金属外壳的假体没有必要，也无任何优越性。植入骨水泥前，在髋臼顶的髂骨、坐骨、耻骨上钻数个直径为6mm的骨孔，以利于骨水泥的填充。擦干骨面，将湿砂期骨水泥用骨水泥枪注入骨孔，再用面团期骨水泥充填髋臼骨面，可用加压器保持骨水泥均匀，用定位器将髋臼假体植入，假体边缘应正好与髋臼骨缘吻合，不能过分加压，以免髋臼假体过度陷入，造成骨水泥分布不均，维持压力至水泥完全固化。固定后假体周围与骨面间应有2~3mm厚的均匀骨水泥。最好能预置2~3mm厚的骨水泥钉或采用带突起的假体，以保证水泥充填厚度的均匀一致。清除周围溢出的骨水泥。

（五）非骨水泥型股骨假体植入法

在近段股骨下面放置一骨撬，将其撬起，牵开臀中小肌，用矩形开口器切除近端松质骨，矩形骨刀放置时应偏向大转子侧，即需凿除部分大转子内壁，使假体入口与髓腔保持同一轴线。直柄假体需在大转子内侧多切除一些骨质，以利于假体的中位植入。如股骨近端皮质很薄，可在小转子近侧预先绑扎一圈钢丝，以防扩髓和假体植入时造成劈裂骨折。非骨水泥型股骨假体有直柄与解剖柄等不同种类，前者用直的髓腔钻扩大髓腔，后者用软钻以适应股骨干的生理弧度。用柱形髓腔钻进行髓腔扩大，必须按从小到大逐级进行，直到接近术前模板测量结果。使用软锉扩大髓腔，应使扩出的髓腔较假体大0.5~2mm，以保证轻度弯曲的解剖柄能顺利植入髓腔。再用锥形髓腔锉扩大修整近端髓腔，从小号到大号逐级替换，髓腔锉击入时应遵循"锉进再击，锉停停击"的原则，不可用暴力。锉的方向应使拟安装的假体颈与股骨后髁切面一致或前倾

15°～20°，避免颈后倾或柄内翻。各型髓腔锉应完全打入髓腔内。最后打入的髓腔锉的上缘标记线应与股骨颈截骨线平齐（如图7－18A、B所示）。

检查髓腔锉是否稳定，透视验证髓腔锉的位置、大小和深度，必要时应调整。安放股骨头试模，调整试模的颈长，如股骨近段无明显解剖变异，球头的中心应与大转子顶端平齐（如图7－18C～E所示）。轻度屈髋，牵引下复位，牵引时应保持膝关节于屈曲位，以减少坐骨神经张力。检查关节稳定性、活动度、下肢长度及进行极限活动时是否出现撞击。屈曲内旋脱出关节，取出髓腔锉，修整股骨颈截骨面，植入股骨假体及股骨头。如假体柄未能完全植入或假体陷入髓腔数毫米，则应重新调整股骨头高度。检查假体稳定性，反复冲洗伤口，牵引内旋复位，再次检查关节稳定性及活动度，在关节深处及皮下放置负压引流管，逐层缝合短外旋肌、深筋膜、皮下及皮肤。

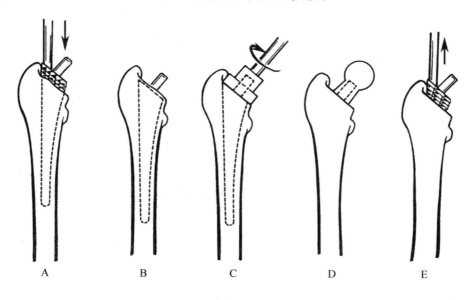

图7－18　试模的安放和调整

A. 插入试模；B. 试模必须完全进入髓腔，上端与截骨平面平齐；C. 将多余的股骨颈磨平；D. 安装股骨头，调节颈长；E. 取出试模

（六）骨水泥型股骨假体的植入法

扩髓步骤同前，其配套髓腔锉较假体略大，以利于在假体柄周围留出2mm

的骨水泥充填空间。髓腔准备好后，首先冲刷髓腔，清除骨屑、血凝块及脂肪组织，用聚乙烯髓腔栓填塞髓腔，髓腔栓的位置应在假体末端远侧 1～2cm 处，直径应略大于此处髓腔宽度。用纱条填塞止血并吸干髓腔，将骨水泥枪伸入髓腔，至枪头接近髓腔栓后注入骨水泥，边注边退，注入骨水泥时可将枪头自然顶出，插入假体柄，保持 15°前倾角。清理溢出的骨水泥，在假体近端持续加压至骨水泥干固。采用手工充填骨水泥时，骨水泥需在面团期置入，应先放置减压管，以利于排出气体和血液等髓腔内容物，待骨水泥充满髓腔后拔除排气管。使用带领假体时领部应完全坐于股骨颈内侧残端上。

七、术后处理

负压引流管于术后 48～72 小时拔除。非骨水泥型全髋置换术术后 3 天内卧床，患肢置于外展、旋转中立位，可通过摇床调整躯干位置而被动活动髋关节。应在半卧位放置便盆以防髋过伸。3～7 天后靠助行器或双拐在床边锻炼不负重站立和活动，逐渐扩大活动范围，2 周后逐渐过渡到部分负重，6～12 周使用单拐，12 周后可逐步弃拐。使用骨水泥型全髋置换术，患者可较早下地和负重，术后 2～7 天即可下地练习站立和行走，术后 2～6 周由双拐渐改为单拐行走，以后逐渐弃拐。

第二节 人工股骨头置换术

一、适应证

股骨头置换术，主要用于髋臼状况尚好的下列情况：

年龄大于 60 岁的老年股骨颈骨折 Garden Ⅲ、Ⅳ型，伤前无骨关节炎症状。

单纯股骨头颈粉碎骨折。

股骨头缺血性坏死 Ficat Ⅲ、Ⅳ期，髋臼未明显受累。

陈旧性股骨颈骨折骨不连。

股骨头颈部良性肿瘤。

二、禁忌证

同人工全髋关节置换术。

髋臼有破坏或退变明显者应采用全髋置换术。

三、麻醉

全身麻醉或持续硬膜外麻醉。

四、手术步骤

可采用前外侧入路或后外侧入路。由于不需充分暴露髋臼，切口近端较短。

常规显露髋关节后，切开关节囊，股骨颈骨折病例取出股骨头，非骨折病例将关节脱位，行股骨颈截骨。由于显露较小，有时关节脱位困难，可先行股骨颈截骨，用取头器取出股骨头。股骨颈截骨线内侧一般在小转子上缘 0.5 ~ 1cm，股骨颈外侧部分应全部截除。取出股骨头后，测量股骨头直径大小，用股骨头试件置入髋臼，再次确认假体尺寸，切除髋臼窝内的圆韧带和盂唇。

股骨髓腔准备、假体的定位和安装，与全髋关节置换术相同。

人工股骨头安装完毕后，牵引复位，于关节深部放置负压引流管，修复关节囊，重建短外旋肌群，关闭切口。

五、术后处理

与人工全髋关节置换术相同。

第三节　髋关节表面置换术

髋关节表面置换术已有很长的历史，早期主要是单杯成形术，目前较多采用双杯置换术。这种手术仅切除髋臼与股骨头的表面病变，切除骨量少，髋关节的解剖关系和应力分布均接近正常状态，植入的异物量少，可为以后的各种翻修术留下余地，因此曾受到广泛的关注。但术后并发症发生率高，包括股骨头缺血坏死、假体松动移位、股骨颈迟发骨折等。20 世纪 70 年代起应用渐少。

1982 年戴越戎用形状记忆合金双杯型假体获得了较好的效果。近年来，形状记忆合金双杯型假体在假体设计、制造工艺和手术技术上进一步完善，表面置换术再次引起了大家的注意。

一、适应证

青年或中年髋关节疾患，病变限于软骨和软骨下骨，大部分软骨下骨尚完整。因疼痛明显或伴明显活动受限，已有全髋关节置换术指征，但又因年纪小不宜即行全髋置换术，可用单杯或双杯表面置换术作过渡性处理。

符合上述条件的某些骨关节炎、类风湿关节炎患者，以及某些全身性疾病如石骨症所致的关节疼痛和活动限制，尤其是双侧性患者。

陈旧性髋关节中心脱位。

二、禁忌证

病变涉及深层骨组织。

股骨头坏死变形。

与人工髋关节置换术禁忌证相同。

三、手术步骤

体位与切口同全髋置换术。如做双杯置换术，有时需选用大转子截骨进路。

显露髋关节后，切开髋关节囊，患肢外旋内收使髋关节前脱位。

股骨头的处理是手术的关键，股骨假体的型号由股骨颈直径决定。在股骨头处理过程中不应破坏股骨颈皮质的完整性，否则术后易出现股骨颈骨折。先在股骨颈上安放股骨颈中心定位器，顺股骨颈方向打入导针，再用股骨头锉（阴锉，股骨头磨削器）锉去股骨头软骨面（如图 7 – 19 所示），做单杯置换术时，选用尺寸相当的股骨头杯，套在股骨头上。如使用形状记忆合金杯，先将杯状假体浸入消毒冰盐水中降温，将杯缘的 6 个锚固脚撑开，套在股骨头上。再以温盐水纱布热敷，锚固脚即恢复原状而收拢，达到满意固定（如图 7 – 20 所示）。

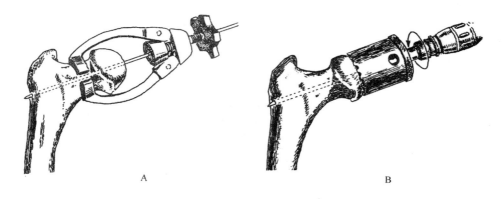

A   B

图 7 – 19 表面置换术

A. 安放股骨颈中心定位器后钻入导针；B. 沿导针安放股骨头锉，锉去软骨面

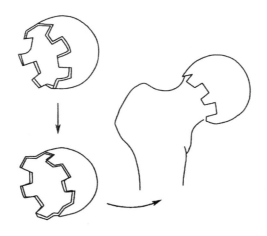

图 7 – 20 形状记忆合金单杯置换术

低温下撑开锚固脚，安放在修整后的股骨头上，以热盐水纱布热敷后锚

固脚回复原形而收拢，牢固固定在股骨头上

做双杯置换时，髋臼的准备与臼杯的安装同全髋置换术，一般使用骨水泥

（如图 7 – 21 所示）。

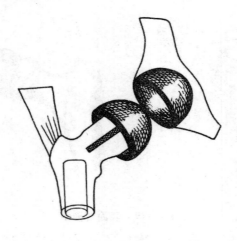

图 7 - 21　双杯表面置换术示意图

置换完成后，冲洗伤口，复位，留置负压引流，逐层关闭切口。

第八章 人工膝关节置换术

人工膝关节技术与人工髋关节一样，也是在原始关节成形术的基础上发展起来的。但人工膝关节技术发展较晚，所以借鉴了许多人工髋关节的技术。20世纪早期，各种假关节成形技术占有主导地位。50年代早期，人们设计研制出一些膝关节假体，但由于其临床效果不理想，很少使用。在50年代后期及整个60年代，膝关节成形术主要是铰链式假体置换术，这便是最早的人工膝关节。这种关节假体早期效果很好，但不能满足膝关节在正常步态周期中多种活动自由度的要求，不耐用，很快出现松动，且感染率高。加之这种关节假体是金属－金属设计，会产生磨损、柄断裂，而且很难挽救，因而渐渐被放弃。

70年代早期，加拿大骨科医生弗兰克冈斯顿设计出首例膝关节表面置换假体，这种关节假体是多中心性，由金属与多聚乙烯组成关节，术后主要靠膝关节周围韧带的稳定性限制而产生正常膝关节活动，这被认为是人类历史上第一次真正意义上的膝关节表面置换术。虽然这种技术的出现是人膝关节成形术的一大进步，更是将全髋关节置换的有关技术应用到膝关节的有益尝试，但毕竟胫骨不同于股骨，胫骨上有多种软组织、韧带附着，并在膝关节运动中发挥重要作用。因此，有不少学者试图改进设计，如 Duocondylar 和 Geometric 等假体的问世。1973年，考文垂报告了用金属与多聚乙烯组成的 Geometric 表面置换式假体，早期效果满意，但由于器械设计较差，术后不能恢复正常膝关节活动，假体承受负荷过大而松动、下沉等，并发症发生率也较高，但感染率较铰链式膝关节假体明显降低。70年代中期，全髁型膝关节置换技术（TKA）的出现，标志着人工膝关节技术史上的又一次革命。TKA 的成功率较高，术后 10～15 年随访优良率达98%。此后，全髁型假体的设计又有一些改进，如胫骨假体金属托及标准组合式假体的设计，使术后 TKA 技术日臻完善。

第一节 单髁膝关节置换术

一、手术适应证与禁忌证

对于仅有单髁病变的骨关节炎患者来说，选择单髁置换术（UKA）比胫骨近端高位截骨（HTO）和全膝置换术（TKA）更好。其成功率高于 HTO，而且并发症少。双侧病变时，可在同一麻醉下同时进行双侧手术。术后完全康复的平均时间约为 3 个月。与 TKA 相比，UKA 的优点是保留了交叉韧带、对侧髁骨质以及髌股关节的完整。从理论上来说，UKA 失败后的翻修手术要比 TKA 失败后的翻修手术更容易。

在决定采用 HTO 还是关节置换术时，需要考虑的因素包括年龄、体重、职业、膝关节活动范围（ROM）、畸形以及是否存在半脱位等。对于年轻、体重大、活动量大而关节活动度好的患者，通常选择 HTO；而年龄大、体重较轻或中年妇女则更适宜 UKA。一般而言，HTO 更适合男性，因为过度矫正时可能会引起难以接受的外观改变。对于存在严重畸形或严重半脱位的患者，最好选择 TKA，以便更好地恢复下肢对线和膝关节平衡。

一旦决定采用关节置换术，就需要根据术中情况选择 UKA 或是 TKA。仔细检查膝关节，一般受累的髁会出现骨质硬化，而对侧髁的关节面应当完整，没有软骨软化灶，更不应当有裸露的软骨下骨质。膝内翻畸形加重时，会出现早期的半脱位，股骨外侧髁的内缘会出现继发改变，包括软骨局部受损及骨赘形成等。小的病灶行清理后，可进行单髁置换；较大的病灶表明胫骨外侧半脱位严重，通常伴有前交叉韧带受损。

髌股关节的受累机会和程度常比对侧髁多而严重，但通常不影响单髁置换。髌骨的病灶比股骨滑车病灶更容易接受。但是，大多数学者把髌骨出现软骨下骨质硬化作为单髁置换的禁忌证。

另一个要注意的问题是滑膜的受累情况。长期随访结果表明，下列病变行单髁置换时，常会因对侧髁室病变加重而失败，如炎症性关节炎、痛风、假性痛风等。因此，对这些类型的关节炎不应当采用单髁置换术。关节渗出严重的病例常提示炎症病变的存在，其对侧髁室较易受损。

屈曲受限不是单髁置换的禁忌证，但被动伸直受限，而且手术不能完全纠正时，不宜行单髁置换术。

外侧髁室受累的膝外翻畸形并发内侧副韧带松弛时，不宜行单髁置换。韧带松弛超过2mm，在被动矫正畸形时会被进一步拉长，容易导致关节后期失败。

决定是否行单髁置换，需要考虑的最后一个问题是术中对下肢力线、关节稳定性以及假体对合情况的评估。如果术中不能获得满意的下肢对线、关节不稳定或者假体对合不满意，则不宜行单髁置换术。

做单髁置换手术时，如果不满足上述标准，则应放弃单髁手术。

二、术前计划

拍摄标准的膝关节前后位和侧位以及双下肢全长相，这对术前计划非常重要。如果 X 线显示胫骨向外侧半脱位，则单髁置换难以获得膝关节的稳定性；下肢力线异常超过15°时，不宜行单髁置换。下面以内翻膝为例，说明如何在 X 线片上进行术前计划。

在外侧髁关节线远侧 10mm 处，垂直于胫骨长轴画一条胫骨截骨线，这与双髁置换时胫骨截骨线相近，后者的胫骨假体厚度通常为 10mm。膝关节内翻时，这条线可与内侧皮质相交，这提示胫骨内侧截骨最少要 0～2mm，后者与胫骨边缘测量结果相同。术中可参照术前计划进行合理截骨。

三、操作步骤

无论是内髁还是外髁置换，均可通过前内侧切口进行暴露，外翻膝可采用外侧入路，内翻膝可通过股直肌下或股四头肌肌间入路。内侧髁置换手术要注意保留中线外侧的冠状韧带以及外侧半月板前角。同样，外侧髁手术要保留内侧冠状韧带和内侧半月板前角。

外翻髌骨、屈曲膝关节，彻底检查以证实单髁置换是否适宜。完整的韧带表面通常表示仅存在单髁病变。前交叉韧带应当完整。对侧髁大体上应当正常，或没有明显的软骨软化表现。内翻膝可能会存在胫骨向外侧半脱位的早期征象，这通常是股骨外侧髁的内侧部分软骨面受损的表现，常伴有髁间骨赘形成。如果软骨面损害范围不大（不超过 2 ~ 3mm），可连同骨赘一同清理后进行单髁置换；如果损害范围大而深，外侧半脱位严重，则不适宜行单髁置换。

只要手术侧的股骨滑车面及其对应的髌骨关节面没有较大的骨质硬化灶，一般的髌骨软化表现是可以接受的。内翻膝的髌骨内侧的小关节面周缘会有轻度磨损，或伴有周缘的骨赘形成，同髁间的磨损一样，也可在手术时进行清理。

对于滑膜病变，应当排除全身疾病，否则就不能进行单髁置换术。

最后，术中安装试模后，如果下肢对线、膝关节稳定性或者假体对合不够满意，则应当放弃单髁置换，改行双髁置换。因上述各种原因，最终放弃单髁置换的概率可高达 50%。

膝关节暴露并彻底检查后，术者可将一湿巾缝至关节囊上，以保持软组织湿润，另将一湿巾覆盖对侧髁和髌骨，以保护软骨并防止截骨时的碎屑进入。清理髁间的受损软骨面以及增生骨赘，股骨与胫骨周边的骨赘也要一并清理，以缓解对内侧副韧带和内侧关节囊的膨隆效应，与纠正膝内翻进行的内侧松解一样，后者也可起到松解的作用。

（一）股骨截骨

大多数单髁假体的设计要求股骨远端的截骨量很少或不截骨，以使股骨假体能固定在坚硬的软骨下骨上，从而防止假体下沉或松动；不需要股骨远端截骨的单髁假体通常需要增加胫骨近端的截骨量，以容纳合适厚度的胫骨假体。最恰当的办法是股骨远端截骨 4mm，为将来可能需要的翻修手术预留 4 ~ 6mm 的截骨量。而且，股骨远端截骨 4mm，代之以 6mm 的金属假体（假定软骨厚度为 2mm），可很好地保持股骨关节线高度。

股骨假体大小需根据"潮标"（股骨远端髁裸露的骨质与正常的滑车软骨面的交接）与股骨后髁之间的距离远近来确定。股骨假体要求恢复膝关节的前后径，因此其前侧缘的位置应保证膝关节在完全伸直时金属－塑料的良好接触。

髓内定位系统是保证股骨远端正确截骨最精确的方法。当然，许多器械也有相应的髓外定位系统。髓腔入点位于后交叉韧带止点前侧几毫米处，缓慢插入髓内定位杆至股骨峡部。股骨远端外翻截骨的角度通常是外翻膝为 7°，内翻膝设定 5°。选择截骨角度的原则是宁肯矫正不足，不可矫正过度，以使假体能多分担一些负荷，从而减少非置换侧的磨损。安装股骨远端截骨模具并设定 4mm 的截骨量，固定好截骨模块后即可进行截骨。

（二）胫骨截骨

胫骨截骨的高度和角度与股骨截骨相关。为保证胫骨不过度截骨，可在术前 AP 位 X 线片上估计截骨线位置，截骨线应在正常侧关节线下 8 ~ 10mm 处，并与胫骨长轴垂直。这通常也是双髁置换时截骨线的位置，选择这样的截骨线有利于术中或以后向双髁置换转化。内髁边缘的去除量可根据内侧髁关节线相对于胫骨长轴的倾斜度确定，一般在内侧髁边缘内侧 0 ~ 3mm。屈曲膝关节 90°，安装胫骨截骨模具，设定 0° ~ 3°后倾，调整截骨模具，使之轻微内翻或外翻，并与已确定的胫骨假体的长轴垂直。胫骨截骨的内外侧方向的参考位置是：位于内侧髁间棘的内侧斜坡上但不要超过，并与平台磨损的软骨—骨面的位置相对应。胫骨假体旋转位置可在安装试模测试时进行调整。

（三）屈伸间隙的评估

将膝关节伸直并轻度外翻，即可测试伸直间隙，要能容纳 6mm 厚的股骨假体和 8mm 厚的胫骨假体，伸直间隙至少应为 14mm。如果小于 14mm，可增加股骨远端或胫骨近端的截骨量，但要注意保持关节线高度。

最终的韧带平衡要使屈曲间隙等于或稍大于伸直间隙。单髁置换时，应避免屈曲过紧，而屈曲稍松弛是可以接受的，因为交叉韧带和对侧髁是完整的。因此，在确定股骨假体的大小及最终的前后位置前，要先将膝关节屈曲 90°确定屈曲间隙。将比伸直间隙薄 6mm 的一测试模块插入胫骨截骨面与未截骨的股骨后髁之间，如果按照解剖位置进行股骨后髁截骨并测试股骨假体的大小，那么测试模块插入上述间隙的容易程度就反映了屈曲紧张度。如果屈曲间隙过小，可适当增加股骨后髁的截骨量，此时股骨假体将前移与截骨量相同的距离，这样可选择性地增加屈曲间隙。一般情况下，不需要减小事先已确定的股骨假体型号。

屈伸间隙平衡后，即可进行股骨后髁以及斜面截骨。股骨截骨完成后，用同一个测试模块测试屈伸间隙能够获得同样的稳定性。

（四）胫骨假体大小测量以及试模的安装

合适的胫骨假体应能最大限度地覆盖胫骨截骨面。将一大小和厚度合适的胫骨假体试模和股骨假体试模分别安装于相应截骨端。最大限度地屈伸膝关节，使髌骨能通过滑车并测试假体的稳定性和对合情况。膝关节完全伸直时，假体应当有良好的旋转以及内外侧对合，必要时，可在内侧髁间棘上适当垂直截骨。如果存在矫正过度或怀疑存在髌股关节半脱位，而且难以通过进一步截骨或更换假体矫正时，可术中拍片以明确原因。如果对力线、韧带平衡以及假体的对合情况不满意，可放弃单髁置换，改行双髁置换。

（五）骨水泥固定假体

冲洗截骨面并拭干，调和骨水泥。先固定胫骨假体，注意平台后侧的骨水泥不要过多，以免骨水泥向后方溢出后去除困难。股骨后髁不要涂抹骨水泥，而应涂抹在股骨假体的骨水泥槽内，以免假体安装后残余骨水泥去除困难。假体安装后，清理边缘溢出的骨水泥，伸直膝关节以便在骨水泥凝固时保持一定压力。骨水泥凝固后，可活动膝关节观察假体的吻合情况，尤其要注意髁间棘处是否存在假体撞击。观察髌骨的活动情况，髌骨与股骨假体的边缘不应有撞击。检查并去除残余的骨水泥碎屑。

放松止血带，彻底止血，常规放置引流并关闭切口。术后即可开始 CPM 锻炼。

四、术后处理

如果病情允许，手术当天晚上即可开始持续 CPM 锻炼。常规给予抗生素和抗凝剂。观察伤口引流量。双侧手术者可一侧使用 CPM，另一侧暂时制动，每隔 12 小时交替。

术后第一天，一般可拔除引流。CPM 每隔数小时间断使用，患者开始股四头肌锻炼，晚上可用一支具将患膝固定于伸直位。酌情使用镇痛药。

术后第二天，更换伤口敷料；拔除尿管。患者开始在辅助下进行主动锻炼，仍可继续使用 CPM，并扩大关节活动范围。

术后第三天，拍摄膝关节正侧位 X 线片。患者可扶助行器行走，并逐渐过渡到扶双拐行走，教会患者如何进行日常活动练习。

术后 4~6 周，患者第一次随访。此时，患者可在家里自由行走，但户外活动时最好扶手杖。之后的随访时间为术后第 3、6、12 个月以及每隔一年。随访内容包括正侧位 X 线片评价骨 – 骨水泥界面，以及膝关节功能评分。

五、并发症

（一）早期并发症

单髁置换术后第一年内很少出现并发症。主要可能出现的并发症包括：

疼痛缓解不明显，发生率约为 1% ~ 2%。

深静脉血栓形成，静脉超声的检出率为 1% ~ 5%，但临床肺栓塞的发生率不到 0.5%。

早期感染的发生率约 0.1% ~ 0.3%。

鹅足滑囊炎，这是单髁置换术后最常见的有明显临床表现的并发症，其发生率在早期的病例中约为 10%，但最近报道的发生率明显下降。患者主要表现为膝关节线下内侧疼痛，肿胀，压痛明显。疼痛呈烧灼样，休息和负重时均可出现。口服消炎镇痛药或局部封闭通常可缓解，适当休息也可逐渐缓解。

（二）晚期并发症

单髁置换术后头 10 年内由于各种并发症而需行翻修手术的发生率，平均每年约为 1%。第二个 10 年内，对于早期设计的假体和手术技术而言，晚期并发症的发生率明显上升。翻修常见的原因包括假体的松动或下沉、对侧髁的继发退变、聚乙烯磨损，以及继发于其他部位的关节感染等。这些并发症的发生率（感染除外）因患者选择、手术技术以及假体选择的不同而异。例如，假体松动和下沉常发生于体重大、活动多而畸形矫正不够和假体型号偏小的患者。对侧髁继发退变常发生于体重大、活动多但畸形矫枉过正或患未能明确诊断的炎症性疾病（如软骨钙化症或风湿病等）的患者。聚乙烯磨损最常见于带有金属底座但聚乙烯厚度不足 6mm 以及假体对合不佳的患者。

第二节 初次全膝关节置换术

一、适应证和禁忌证

全膝关节置换术（TKA）的适应证是由于类风湿性关节炎（RA）、骨关节炎（OA）或其他类型的关节炎导致的膝关节疼痛、畸形和活动受限并严重影响生活的病例。但只有在正规保守治疗（包括物理治疗、药物治疗以及改变日常生活方式）无效时，才可考虑手术。另外，膝关节疼痛和畸形同时存在。如果仅有疼痛，应考虑其他可能的原因和治疗方法。单独的结构性畸形也不应作为手术指征，尤其是老年患者。患者的期望也应考虑，因为即使是再成功的TKA也不会具有正常膝关节那样的功能和感觉；对较年轻的患者，应告诫他们不要过度使用膝关节、不要进行不适当的活动，以免损害膝关节。对老年患者，应让他们认识到膝关节置换可能不会明显改善全身的功能情况。

如果膝关节仅存在单个髁室的病变，应考虑其他的手术方式，胫骨高位截骨或单髁置换术可获得良好的效果，而且致残率要比TKA低。对于只有单髁病变而活动量又大的年轻患者，这些手术方式尤其合适。

对于双膝关节病变的病例，TKA可一期或分期进行。对于年轻、一般情况较好的患者，可一期进行置换，因为这些患者不仅发生脂肪栓塞综合征的概率较低，同时进行双膝关节的康复也较容易。而对于老年患者，一般应分期进行手术，同时应严密观察患者，以防发生脂肪栓塞综合征或丢失大量的体液，这在一期双膝置换的患者较常见。

TKA的绝对禁忌证相对较少，包括活动性或潜在的感染；屈肌功能障碍，无症状的膝关节僵直。相对禁忌证包括夏柯关节，皮肤条件差，有过高的生理或职业要求，一般情况差，严重骨质疏松或过度肥胖等。

二、术前准备

在确认患者是否具备TKA的适应证时，首先要详细地询问病史和认真地体格检查，这是最有效的方法。适应证确立后，就需要考虑手术的具体细节。

站立前后位 X 线片通常是评估膝关节病变的最重要的术前检查，但侧位和髌骨轴位片也很重要。一些医生把下肢全长相作为常规，但另有一些学者持不同意见。如果患者有髋或下肢的外伤或手术史，则应拍摄相应部位的 X 线片，以排除没有发现的病变。通过站立前后位 X 线片，我们可了解病变膝关节是否存在严重的骨质缺损，以及手术中是否需要植骨或进行其他处理。以胫骨平台相对正常侧为标准，画一条垂直于胫骨长轴的水平截骨线。一般而言，如果骨质缺损高度相对于正常胫骨平台不超过 15mm，通常不需要特殊处理。通过站立位 X 线片，还可了解膝关节是否存在半脱位或韧带松弛及其程度，以及术中需要去除的骨赘的大小和位置。

侧位和髌骨轴位 X 线片对术前准备也很重要。通过髌骨轴位，我们可了解髌骨的厚度以及存在的病变，膝外翻时髌骨通常变薄并可能有腐蚀改变。侧位片对评估是否存在截骨手术或关节镜手术等造成的低位髌骨非常重要，更重要的是了解膝关节后髁是否存在较大的骨赘，以便术中去除。

术前检查应了解皮肤的情况以及以往的瘢痕的部位。牛皮癣不是手术禁忌证，但术前应改善皮肤情况。既往的手术切口和瘢痕非常重要，在计划手术切口时应尽可能利用原切口。一般而言，应选择最长的瘢痕，必要时将其延长。应尽可能避免平行瘢痕切口。

三、麻醉

一般采用连续硬膜外麻醉。近年来，随着麻醉学科的进步，也可采用区域神经阻滞麻醉。

四、体位

一般采用平卧位。

五、操作步骤

大腿最近端绑止血带，细心准备、消毒。膝前正中皮肤切口，起自髌骨上极近侧约 5cm，止于髌骨下极远端约 3cm，切开皮肤、皮下和深筋膜，辨认股四头肌腱，沿其内侧缘并顺着纤维方向，离开肌纤维约 1cm，切开关节囊，向远端沿髌骨和髌韧带内侧缘切开，暴露关节后，沿胫骨干骺端近侧分离软组织袖，有些学者喜欢通过鹅足滑囊内而不沿骨膜下进行分离。一般应分离至后内侧角。分离内侧软组织袖时应小心，以保持其完整性。通过髌后脂肪垫下滑囊切开外侧关节囊，外翻髌骨，屈曲膝关节，检查软组织紧张度，尤其是髌韧带附着处是否存在较大张力，必要时延长切口。在外侧半月板外侧缘置一把 Hohmann 拉钩，切开髌股韧带，去除部分髌下脂肪垫，这样有助于暴露，并可避免术后撞击。同时切除外侧半月板，辨认位于胫骨后内侧角、外侧半月板外侧缘的血管并电凝，切断前交叉韧带以及半月板后角，外旋并前抽屉将膝关节半脱位，此时可充分暴露胫骨平台和股骨髁。

　　TKA 手术包括五个截骨步骤。无论是采用骨水泥固定还是非骨水泥固定，这五个步骤都是相同的（如图 8－1A～F 所示）。而且，无论是采用后交叉韧带保留型，还是采用后交叉韧带替代型假体，TKA 的基本步骤也是相同的，不同的是后交叉韧带替代型假体需要进行髁间截骨。在进行这些基本的截骨操作时，不必考虑骨质的缺损量、韧带的不平衡以及关节边缘的骨赘。对于常规的 TKA，可使用"可测量的截骨技术"，即截骨并去除骨赘后，评估韧带的平衡情况，并根据需要决定进一步的处理。一般而言，在去除骨赘并进行了正确的截骨之后，不必再进行特殊的软组织松解。但是，如果存在严重畸形，或者存在严重的韧带不平衡时，应特殊对待。

　　TKA 的五个基本截骨步骤包括：① 胫骨近端的水平截骨。② 股骨远端呈 $4°～6°$ 的外翻截骨。③ 根据假体的合适尺寸进行股骨前后髁截骨。④ 股骨远端的前后斜面截骨，以适应假体内面的形状。⑤ 髌骨截骨。

　　对于后交叉韧带替带型假体，需进行髁间截骨，并去除后交叉韧带。

　　股骨与胫骨的截骨相互独立，因此两者之一均可先行截骨。如果膝关节相对比较松弛而且畸形轻微，前抽屉容易，则可先行胫骨截骨，此时可参考胫骨的截骨面确定股骨假体的外旋度。如果膝关节紧张或膝关节后侧存在较大骨赘，难以获得胫骨平台的充分暴露，先行股骨截骨可使部分软组织获得松解，进而更好地暴露胫骨平台。

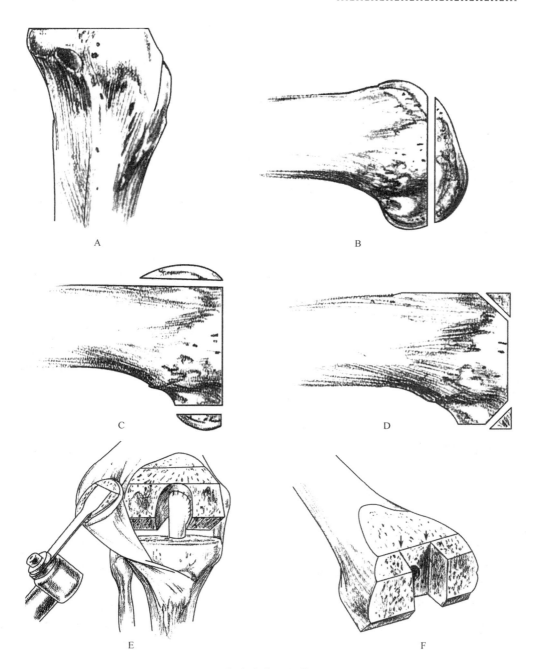

图 8-1　全膝关节置换截骨示意图

A. 胫骨近端截骨；B. 股骨远端截骨；C. 股骨远端前后面截骨；D. 股骨髁前后斜面截骨；E. 髌骨关节面截骨；F. 股骨髁间截骨

（一）胫骨近端截骨

尽管髓外定位系统可获得较满意的效果，但髓内定位系统操作更容易、结果可重复性高。髓内定位系统的关键之一是准确选择髓腔入点，其确定方法为一条通过胫骨长轴的假想直线与胫骨平台的交点。入点通常在前交叉韧带止点的外侧缘。将钻头置于此点，确认方向正确后，即可钻孔开髓。接着，去除一些脂肪和骨髓组织，以减少发生脂肪栓塞的危险。开髓口应比髓内定位杆的尺寸略大，以利于髓腔引流。髓腔定位杆的插入应当很容易，否则应检查入点是否正确。髓腔定位杆插至合适位置时，即可固定截骨模块，后者应与胫骨长轴垂直并位于髌韧带下方。此时，取出定位杆，但保留截骨模块。胫骨截骨的厚度应与胫骨假体的厚度相等。一般情况下，对于大多数患者，胫骨垫片的厚度可选择 10mm，因此截骨的位置约在正常胫骨平台下 10mm。这可通过标尺粗略测出。由于胫骨平台自身的马鞍形状以及可能存在的畸形，因此精确地截骨厚度通常难以做到，但一般可做出可靠的估计。存在骨质缺损时，一般不应为了消除缺损而任意加大截骨的厚度，残余的缺损应进行相应处理。如果残留的缺损仅有 1~2mm 厚时，可增加截骨厚度，以消除缺损；但对较大的缺损，应先按 10mm 厚度截骨，然后根据残留缺损情况决定进一步处理方法。

截骨通常采用动力摆锯完成，内侧副韧带下置一"Z"形拉钩，外侧副韧带下置一弯的 Hohmann 拉钩，摆锯由前向后，当剩下最后几毫米时停住，以宽骨刀翘起将其折断。再置一拉钩将胫骨平台推向前，去除剩余的外侧半月板后角等残余的软组织以及关节边缘的骨赘等，需要保留后交叉韧带时，应注意保留其完整性。接着，可进行下一步的截骨。

当然进行胫骨近端截骨时，也可采用髓外定位法，其截骨定位参照点通常以踝关节中央及胫骨结节为标志，固定截骨定位模块后，截骨方法同上。

（二）股骨远端截骨

股骨截骨一般选用髓内定位系统，也可选用髓外定位，但不如髓内定位准确：髓腔入点位于股骨髁间切迹中点、后交叉韧带止点前缘约 10mm 处。将手指放在股骨干前方，有助于估计钻孔的方向。安装髓内导向器并固定于外翻 4°~6°。一般情况下，对于内翻或中立位膝关节，可选择 5°外翻截骨。将股骨远端截骨模块固定于股骨前表面，去除髓内导向器。以外侧髁为基准，远端截骨的厚度应等于假体的厚度,通常约为 8~12mm。一般而言,截骨水平位于髁间切迹最低点,与髓内入孔处平齐时即可获得合适的截骨厚度,截骨合适时,截骨面一般呈 8 字形。两个卵圆形截骨面表明截骨偏远端;完全连续的截骨面表明截骨偏近端。后两者均可导致屈伸间隙不平衡。截骨模块的作用是保证截骨时锯的方向正确,但在骨质硬化时应注意锯容易偏离正确方向,因为骨质硬化时锯片有折弯而偏离硬化骨面的趋势,并会导致对线不良。这一点对保证精确截骨非常重要。

(三) 股骨前后髁截骨

股骨前后髁截骨对保证假体良好的功能非常重要,因为他们决定了假体的型号和旋转度。股骨前髁的截骨应当与股骨前侧皮质平齐,前髁截骨面过高会增加髌骨支持带张力、阻碍膝关节屈曲或导致髌骨半脱位;截骨面过低会引起股骨前侧假体切割,造成局部应力增加,导致骨折的发生。股骨后髁截骨应使用股骨假体旋转导向器,要准确设定旋转度,避免假体内旋放置,后者会导致髌骨位置偏外并增加脱位的危险。

对股骨假体旋转及其对髌骨轨迹影响的重要性的认识大大改善了 TKA 的效果,并降低了髌骨并发症的发生率。目前有四种评价股骨假体外旋的方法,但每种都存在一定的局限性,因此熟悉所有的方法非常重要。这四种方法为:① 3°外旋测定法。② 张力下获得四方形屈曲间隙技术。③ 经股骨内外髁上连线。④ 垂直于滑车切迹线的 Whiteside 线。以股骨内外髁上连线为参照,正常膝关节股骨后内髁要低于后外髁,因此股骨后髁截骨时,后内髁的截骨量要多于外髁。但由于股骨内、外后髁的大小可能存在变异,因此每个髁的截骨量通常难以做出精确的测量。一般而言,后内髁截骨量可比后外髁多 2~3mm。因此,股骨前后髁截骨时,截骨导向器应设定在外旋 2°~3° 位置。此时,内后髁的截骨量要多于外髁,当其中一髁存在异常时,应进行相应调整,这在外髁异常改变时尤其重要,因为此时内后髁的截骨量可能会过多。

股骨远端截骨模块按预计的外旋角度固定后,张力下检查屈曲间隙。屈膝90°时分离股骨和胫骨,如果屈曲间隙呈长方形,即可进行下一步的截骨;否则,检查股骨髁上连线。如果膝关节存在畸形或软组织受到过度牵拉或游离,则述的外旋参考标准会出现不一致。因此,必须确定最佳的参考标准。所幸的是，这些情况不常出现。多数情况下，3°外旋测定法与张力下获得四方形屈曲间隙技术这两种方法的结果比较一致。

股骨远端截骨完成后即可确定股骨假体的大小。将一测量器置于股骨远端截骨面，测量并选择最佳的假体，与截骨后的股骨远端相匹配的假体即为最佳的假体，但这种情况并不总是出现。多数情况下，假体型号与实际大小差别仅有 2~3mm，通常选择小号，避免髌骨轨道过高或屈膝过紧。

如果需要保留后交叉韧带，增加后髁截骨量会使后交叉韧带松弛；相反，后髁截骨量过少会使后交叉韧带过紧，需行进一步的平衡处理。但对于后交叉韧带替代型假体，则不存在此类问题。

在确定股骨假体的型号以及股骨前侧皮质平面（即截骨平面）之后，固定相应的截骨模块，先固定一侧髁，然后确定其合适的外旋位置。当截骨模块与股骨前侧皮质截骨平面平齐，而且后髁截骨后的屈曲间隙呈长方形时，即为截骨模块的最佳位置和外旋度。此时，后外侧髁的截骨量约为 8mm。

截骨时用一 "Z" 形牵开器牵开内侧副韧带以避免损伤。

（四）股骨前后斜面截骨

安装截骨模块，其型号应与前后髁截骨模块相同。截骨的角度因不同类型的假体可能会有差别。

（五）髌骨截骨

翻转髌骨，去除其边缘的滑膜和脂肪组织，以确定其边界，去除髌骨上极的滑膜和脂肪组织尤其重要，否则容易出现"弹响综合征"，即残余的滑膜增生卡在假体的髁间切迹中。必须注意，要使置换后髌骨的厚度接近其自身厚度。大多数髌骨的厚度约为 25mm，一般常用的髌骨假体的厚度约为 10mm。因此，截骨后的髌骨厚度应保留 15mm。当然，后者会因髌骨的大小、形状以及厚度等不同而有差异。截骨前以及安装假体后可用一卡尺进行测量比较，髌骨过厚会使支持带紧张，增加外侧半脱位的危险；髌骨过薄则会增加其骨折的风险。技术娴熟者可用徒手髌骨截骨方法：分两部进行，第一步截除中央嵴，然后调整髌骨厚度；第二步截骨面应与髌骨前面以及股四头肌腱止点处平行，同时应检查股四头肌肌腱止点与髌骨上极的关系，截骨面应在股四头肌肌腱止点上 1mm 并与之平行。修整髌骨边缘骨赘，钻孔，如果髌骨厚度允许，髌骨位置应略偏内放置。

（六）后交叉韧带：切除还是保留

上述截骨步骤完成时，后交叉韧带得以保留。如果需要保留后交叉韧带，则可进一步清理股骨后髁，以匹配假体并平衡后交叉韧带张力。一些学者发现，后交叉韧带替代型假体的术后膝关节活动度要优于后交叉韧带保留型假体，而且前者的临床效果的一致性较高。

（七）软组织清理与平衡

TKA 手术的困难之处在于如何获得恰当的软组织平衡。这可在截骨完成后进行。第一步是去除骨赘，获得正常的解剖轮廓。截骨后骨赘很容易去除，正常的解剖轮廓可通过皮质骨边缘的滑膜边界确定。用一弧形骨凿很容易去除髌骨、胫骨以及股骨远端的骨赘，最困难的部位是股骨后髁，可用一椎板撑开器帮助暴露，但存在骨质疏松时，应小心不要将松质骨压陷。将椎板撑开器撑开暴露股骨后髁，用骨凿修整小骨赘，以骨刀去除大骨赘，同时去除膝关节后方残余的半月板和增生滑膜。用同样方法处理膝关节内侧，将椎板撑开器置于膝关节外侧间隙，暴露内侧，夹住内侧半月板前角拉向前，暴露内侧髁，修整内侧半月板内侧，保留其边缘，以保留内侧副韧带。去除骨赘后，即可插入假体试模以确定软组织平衡。

（八）试模安装

在完成截骨并清理了膝关节周围的骨赘和软组织后，即可进行试模的安装测试。从理论上来讲，股骨远端的截骨量应等于股骨远端假体的厚度，胫骨近端的截骨量应等于胫骨平台假体的厚度。而且从理论上来讲，无需过多的平衡：股骨假体安置于股骨远端，不必使用任何螺栓等即可获得牢靠固定。在安装不保留后交叉韧带的股骨假体时，假体髁间部分的尺寸要足够，而且方向要垂直，以防髁间劈裂。如果安装时阻力太大，应当增加假体髁部的尺寸，同时插入胫骨假体。屈伸膝关节时胫骨平台应当稳定，既不要张开，亦不能有超过几度的旋转。通过内外翻应力试验，可确定膝关节的稳定性以及垫片的合适厚度。如果术前存在严重的膝内翻，则膝关节外侧副韧带可能会有一定程度的拉长。此时，需要确定外侧副韧带是否过松。一般而言，只要下肢力线正常、内侧副韧带完整、膝关节活动轨迹满意并且伸直时没有明显不稳定，外侧副韧带可允许有几个毫米的松弛。

如果术前存在严重的膝外翻，而且内侧副韧带有一定拉长，则需要沿着外侧关节囊松解外侧紧张的软组织，并获得内侧副韧带的正常张力，因为内侧结构不允许有任何的松弛。

检查胫骨假体的旋转度，如果胫骨假体内旋而且胫骨结节位于胫骨假体中部的外侧，则髌骨存在半脱位或脱位的趋势，必须保证胫骨假体外旋放置，并使其中部正对髌韧带。一般情况下，应使胫骨金属托的中部对准胫骨结节的内 1/3。胫骨假体外旋不够的最常见的原因是膝关节的后外侧角暴露不充分，因为此时股骨髁会推挤胫骨假体，使其内旋。因此，充分的暴露，尤其是胫骨后外侧角的充分暴露对保证胫骨假体足够的外旋非常重要。胫骨金属托安装合适后，依次插入中心钻和髓腔锉在胫骨假体中心开槽，以插入胫骨假体柄。

检查髌骨的稳定性时，需要将膝关节屈曲。并确认髌骨轨迹位于中央。如果股骨假体外旋合适，髌骨应位于髁间窝正中。另一方面，如果外侧支持带过紧，则髌骨会出现倾斜或脱位，此时需行外侧支持带松解。也可在膝关节过伸位，将髌骨拉向前，感觉外侧支持带的紧张度。外侧支持带松解可分次进行，首先去除滑膜紧张增厚的部分，然后是外侧支持带的远端部分，必要时向近端延长。

（九）假体的固定

假体的固定可通过压配方式（具有骨长入表面）或骨水泥固定。采用骨水泥固定时，首先要加压，彻底冲洗骨面并拭干，调和骨水泥至面团样时，用手指用力将骨水泥涂在胫骨表面，安装固定胫骨金属托，修整溢出假体边缘的骨水泥。接着，将胫骨推至股骨端下方，并在股骨远端表面涂抹骨水泥，安装固定股骨假体，并修整溢出假体边缘的骨水泥。插入胫骨假体临时垫片，分次伸直膝关节，同时用刮勺和刀子去除假体周缘溢出的骨水泥，膝关节伸直时，股骨和胫骨端的骨水泥会受到很大的压力。在膝关节伸直时，涂抹髌骨表面骨水泥并以一夹子固定髌骨假体。仔细修整所有假体周缘多余的骨水泥后，安装真正的胫骨垫片。屈伸膝关节并检查其稳定性和髌骨滑行轨道，准备关闭切口。

（十）关闭切口

彻底冲洗术野并确认没有骨或骨水泥碎屑残留后，关闭切口。用 1 号可吸收线或 7 号丝线间断缝合股四头肌和内侧支持带。皮下缝合要非常仔细，尽量准确对合，而且缝线不要过紧，否则可能导致脂肪组织坏死，影响伤口愈合。伤口近端的深筋膜要分 2 ~ 3 层进行缝合。如果患者不是很胖，皮下组织一般作一层缝合。采用缝合钉缝合皮肤可节省手术时间。多数学者主张应在屈曲 45° ~ 60° 位闭合切口，有利于术后膝关节屈曲功能。

六、术后处理

手术当天晚上即开始 CPM 锻炼，设定屈曲范围 70° ~ 100°，这对术后头几天获得良好的活动功能特别有效，但对膝关节最终的屈曲功能没有影响。如果没有 CPM，术后第二天即开始屈曲 90° 锻炼。无论采用上述哪一种方法，术后第二天上午要更换渗湿的敷料并鼓励患者活动。当然，术后第一天，患者不会有太多的活动，但术后第三天或第四天，患者即可进行锻炼。一般情况下，在患者出院前要拆除伤口缝线或缝钉，然后用特殊的绷带再保护 7 ~ 10 天。这样，患者不必为拆线而复诊，伤口也不会遗留明显的缝线痕迹。

建议患者扶拐或使用步行器至少 4 ~ 6 周，逐渐增加活动量，这样有助于假体部位的骨组织适应新的应力变化，有助于骨长入。6 周后，患者可换用手杖，酌情继续增加活动量。一般建议术后 10 ~ 12 周逐步恢复正常活动。但是，必须注意置换膝关节完全康复至少要在术后 9 ~ 12 个月。

TKA 术后膝关节的功能不可能达到正常膝关节的功能，其平均的活动范围约为 115°，低于正常膝关节的屈曲度。而且，长时间活动后，患者会感到膝关节发紧或疼痛。因此，应当限制一些剧烈的活动。但是，TKA 的主要目的是缓解疼痛，大多数患者可达到此目标。多数 60 ~ 65 岁的患者可进行正常同龄人的所有活动，包括跳舞、游泳、打高尔夫球、长距离散步以及乒乓球等。但应当避免需要下蹲或下跪动作的活动。如果能遵循这些要求，90% 以上的患者的膝关节可获得 20 年以上的生存率。

七、康复

TKA 术后的康复计划存在一些争议。一般可采用自由的方式，即鼓励患者锻炼置换膝关节的活动，在可耐受的情况下，逐渐增加活动量。但要避免术后早期进行剧烈或特意增加肌肉强度的锻炼。过度锻炼后会出现膝关节肿胀和僵硬，并因此出现较多的问题。而肌肉无张力活动后则很少出现问题。

应避免过度的活动和应力。与稍年轻的患者相比，平均年龄近70岁的老年人接受TKA手术的目的有所不同。后者只需在日常生活的活动中没有症状即可，应鼓励他们尽早进行日常生活锻炼。

第三节 初次全膝关节置换并发症及治疗

TKA手术复杂，可能出现的并发症很多。以下为TKA常见并发症：

一、对线不良

由于对下肢对线的重要性的普遍认识以及手术器械的改进，目前对线不良的发生率较以前明显减少。严重的对线不良会导致假体磨损增加和松动。因此，术者对所用手术器械要特别熟悉，力求获得最佳的下肢对线。当然，即使是使用很精良的手术器械也难以避免对线不良的出现。因此，手术时必须获得充分的暴露，并能够确认截骨确实按照截骨模具的方向进行；必须保证最后假体的位置与试模的位置相同；避免对肥胖患者等骨性标志的错误判断。不断积累经验并留心手术细节，能够防止对线不良及其相关并发症的发生。

二、假体旋转不良及髌骨半脱位

TKA术后由于髌骨问题需要再手术的病例高达50%以上。在过去的10年中，对股骨假体旋转问题认识的提高大大减少了髌骨的并发症。要想获得良好的髌骨轨迹，最重要的就是提高对股骨远端后髁正确外旋截骨重要性的认识。与后外髁相比，后内髁更低于股骨髁上连线。因此，后内髁的截骨量要多于后外髁，才能使股骨假体置于正确的外旋位置，并防止髌骨半脱位。另外，股骨前髁的截骨线与股骨前侧皮质平齐可避免髌骨支持带过大的张力，从而减少脱位的可能性。

三、髌韧带撕脱

髌韧带撕脱对 TKA 手术是一个灾难性的并发症。因此，在整个治疗及康复过程中，都要注意保护髌韧带，避免从胫骨结节撕脱。在获得充分的暴露前，很容易出现膝关节过屈的倾向，这很可能会导致髌韧带撕脱。而且，在没有充分暴露之前，置于胫骨平台外侧的 Hohmann 拉钩也容易使髌韧带撕脱。充分的暴露有助于防止此并发症的发生。胫骨外旋可使胫骨结节外旋，从而降低髌韧带的张力并减少其撕脱的危险。必要时，可采用胫骨结节截骨。

四、下肢深静脉血栓

与 THA 术后容易发生下肢深静脉血栓（DVT）一样，TKA 术后也容易出现 DVT。有报道称 TKA 术后 DVT 发生率可高达 70% ~ 80%，而国内多中心临床研究发现，THA 或 TKA 术后 DVT 发生率约为 30%。但绝大多数是无症状性 DVT。如果 TKA 术后发生 DVT，轻者影响手术效果，导致术后功能差，严重时可引起肺栓塞，甚至导致患者死亡。因此，对 TKA 术后 DVT 必须予以足够的重视。目前常规给予低分子肝素，如速碧林 0.3 ~ 0.6mL 或克赛 20 ~ 40mg 皮下注射，每日一次，一般术后当日晚给药，约持续 7 ~ 10 天。此外，可使用足底静脉泵或下肢脉冲加压装置，以促进静脉血回流，减少 DVT 的发生。术后尽早鼓励患者活动下肢也可有效预防 DVT 的发生。

五、感染

文献报告 TKA 术后感染发生率约为 2% ~ 4%，一旦发生感染，会给患者带来灾难性的后果。因此必须高度重视。一般 TKA 手术应在层流手术间进行，术前、术中及术后早期须注意无菌操作。患者其他部位的感染，如牙周炎、脚气等均须处理。抗生素应在麻醉起效后使用，静脉输注广谱抗生素，以使手术时血液中药物浓度达到峰值。术后抗生素应用 5 ~ 7 天。术前几天即开始应用抗生素不可取。此外，伤口引流应充分，一般引流管须保留 48 ~ 72 小时。总之，TKA 术后积极预防感染是非常重要的环节。

六、伤口愈合

伤口愈合问题与手术技术直接相关。许多患者或是肥胖或是老年人，或存在营养不良、免疫抑制。因此，留心手术细节及仔细关闭切口特别重要。一般而言，应注意：避免伤口缝合过紧，缝合材料要适合相应的组织，切口边缘要整齐，以便对并发尽量恢复组织的解剖层次。很显然，良好的手术技术可明显减少术后伤口问题。

七、假体松动与磨损

假体的松动与磨损是一个长期的并发症，并与手术技术直接相关。如果使用多孔骨长入假体，截骨面要力求完美。如果骨－假体界面不能获得极好的匹配，就要考虑使用骨水泥固定，而后者要求采用脉冲冲洗装置对截骨面进行充分冲洗。当然，正确的截骨角度有助于防止松动与磨损。相反，如果截骨不当或软组织平衡不好，必定会导致对线不良，增加松动与磨损的风险。

参考文献

[1] 王伟. 实用骨科学 [M]. 2版. 北京：人民卫生出版社，2016.

[2] 托马斯·亨德里克森. 骨科疾病评估与手法治疗 [M]. 张志杰，刘春龙，译. 骨科疾病评估与手法治疗. 北京：北京科学技术出版社，2019.

[3] 王一民，刘黎军，邓雪峰. 实用创伤骨科学 [M]. 北京：科学技术文献出版社，2020.

[4] 丰健民. 骨科石膏绷带外固定技术 [M]. 北京：世界图书出版公司，2019.

[5] 冯华，张辉. 膝关节运动损伤与下肢力线不良 [M]. 北京：人民卫生出版社，2021.

[6] 刘杰，杨舒. 实用图解骨科学 [M]. 北京：北京大学医学出版社，2019.

[7] 侯树勋，邱贵兴. 中华骨科学骨科总论卷 [M]. 北京：人民卫生出版社，2017.

[8] 维克多·瓦尔德拉巴诺，马克·伊斯利. 足踝运动骨科学 [M]. 秦晓东，译. 沈阳：辽宁科学技术出版社，2019.

[9] 鲁雪梅，高小雁. 积水潭骨科术后常见并发症的护理 [M]. 北京：北京大学医学出版社，2020.

[10] 裴国献. 显微骨科学 [M]. 北京：人民卫生出版社，2016.

[11] 付中国，吴克俭. 骨科缝线与打结 [M]. 北京：北京大学医学出版社，2017.

[12] 田伟. 积水潭骨科教程 [M]. 2版. 北京：北京大学医学出版社，2018.

[13] 保罗·法拉斯基，戴维·R. 马什. 老年骨科学 [M]. 吴新宝，陈

辉，芮云峰，译．南京：东南大学出版社，2019.

[14] 杨述华．数字关节外科学［M］．济南：山东科学技术出版社，2019.

[15] 潘少川．实用小儿骨科学［M］．北京：人民卫生出版社，2016.